ABNEHMEN
AB 50

Sanftes Schlankheitsprogramm für alle nicht mehr ganz Jungen

- ENDLICH DAUERHAFT WENIGER WIEGEN

- STRESSFREI DEN HUNGER STOPPEN

- DREIMAL TÄGLICH SATT ESSEN

- ESSEN NACH EIGENEN VORLIEBEN MIT DEM PYRAMIDEN-PUNKTE-SYSTEM

- KEIN KALORIENZÄHLEN, KEINE VERBOTE, KEINE MANGELERSCHEINUNGEN

- GEWOHNHEITEN AUF SCHLANK PROGRAMMIEREN

- WISSENSCHAFTLICH GESICHERT

D1664021

PROFESSOR DR. JOACHIM WESTENHÖFER
2., DURCHGESEHENE AUFLAGE 2012

DER AUTOR

Professor Dr. Joachim Westenhöfer ist Diplom-Psychologe. Nach dem Studium der Psychologie in Göttingen war er als wissenschaftlicher Angestellter an der Ernährungspsychologischen Forschungsstelle der Universität Göttingen tätig. Seit 1995 ist er Professor für Ernährungs- Gesundheitspsychologie an der Hochschule für Angewandte Wissenschaften in Hamburg und seit 2001 Vorstandsmitglied der Deutschen Adipositas-Gesellschaft. Verhaltensänderungen zur Vorbeugung und Therapie von Übergewicht stellen seinen Forschungsschwerpunkt dar. Unter seiner Leitung wurde www.lean-and-healthy.de entwikkelt, ein einjähriges, internetbasiertes Trainingsprogramm für gesunden Lebensstil und erfolgreiches Gewichtsmanagement mit mehreren tausend Teilnehmern.

INHALT

WAS SICH BEIM ÄLTERWERDEN ÄNDERT

Kennen Sie das? Sie betrachten noch gar nicht allzu alte Fotos von sich und Ihren Lieben und denken wehmütig: „So schmal bin ich mal gewesen". Dass die Waage seither kontinuierlich mehr anzeigt, können Sie sich nicht recht erklären. Sicher, mit den Jahren wird man ruhiger, bewegt sich weniger, aber beim Essen, da ist eigentlich alles beim Alten geblieben. Warum siedelt sich dennoch immer mehr Fett auf Bauch, Hüften und Schenkeln an? Zunächst einmal: Sie teilen dieses Problem mit der Mehrheit aller Menschen über 50 Jahren in den Industrienationen. Dokumentiert auch durch eine Untersuchung aus dem Jahr 1990, bei der man feststellte, dass der durchschnittliche Body-Mass-Index von Männern zwischen 18 und 70 Jahren von 22,5 auf 26,4, bei den Frauen von 20,6 auf 25,7 kletterte (wie Sie den Body Mass Index bestimmen, und was er bedeutet, steht auf Seite 9). Die jungen

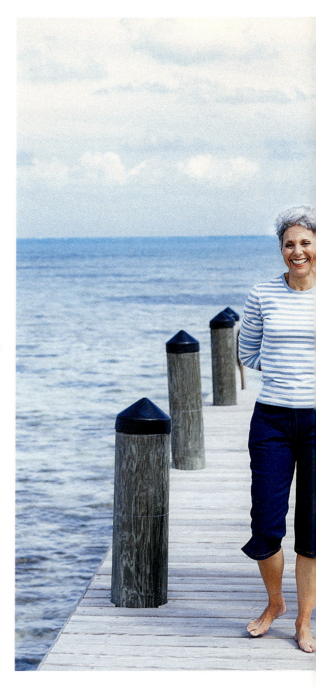

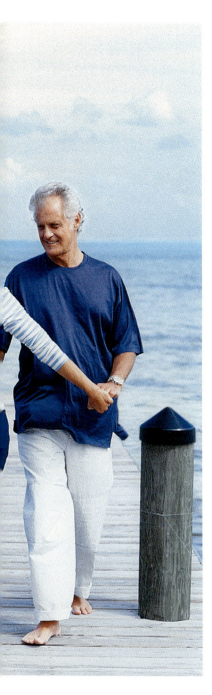

Erwachsenen waren noch schlank und normalgewichtig, die älteren hatten bereits leichtes Übergewicht. Das stört nicht nur das eigene Selbstbewusstsein, sondern bringt oft auch Krankheiten wie Bluthochdruck, Diabetes, hohe Blutfettwerte und Herz-Kreislauf-Erkrankungen mit sich. Wer bereits eine solche chronische Erkrankung hat, muss nun erst Recht sein Gewicht reduzieren. Mit zunehmendem Alter verändert sich aber nicht nur das Gewicht, sondern auch die Körperzusammensetzung. Sogar bei Menschen, denen mit 60 noch immer Hosen passen, die sie 20 Jahre zuvor gekauft haben, verringert sich die Muskelmasse zu Gunsten des Körperfettanteils. Der **Schwund der Muskulatur** ist zwar ein natürlicher Vorgang, hilflos ausgeliefert ist ihm jedoch niemand. Wer sich gerne bewegt und Sport treibt, kann den Abbau der für die Dynamik so wichtigen Muskelpakete verlangsamen oder gar verhindern. Das sind dann die Menschen jenseits der 60, deren Haltung

Dem Verlust an Muskelmasse kann man entgegen wirken.

noch immer Energie und Geschmeidigkeit ausstrahlt. Ohne körperliche Anstrengung lassen Kraft und Leistungsfähigkeit deutlich nach. Und weil es dann zusehends Mühe bereitet, sich zu bewegen, geht das Vertrauen in die Fähigkeiten des eigenen Körpers mehr und mehr verloren. Das begünstigt wieder Inaktivität und dadurch weiteren Muskelabbau – ein Teufelskreis, der in höherem Alter im Extremfall bis zur Bettlägerigkeit führen kann. Zu viel Körperfett lastet auf Knochen und Gelenken, und es begünstigt – besonders, wenn es sich am Bauch ansiedelt – eine ganze Reihe von Erkrankungen des Herz-Kreislauf-Systems und des Stoffwechsels. Sogar manche Krebserkrankungen bringt man mittlerweile auch mit zu viel Körperfett und mit Übergewicht in Verbindung. Hinzu kommt, dass sich die veränderte Zusammensetzung des Körpers mit zunehmendem Alter negativ auf den Energiebedarf auswirkt. Muskeln und innere Organe brauchen und verbrauchen

Das innere Stoppschild des Körpers, das Sattheit signalisiert, verblasst mit der Zeit.

viel Energie, Fett hingegen verbraucht sehr wenig. Das bedeutet: Mit steigendem Körperfettanteil im Laufe der Jahre sinkt der Energiebedarf – wenn man nicht durch Training entgegenwirkt. Dementsprechend verbraucht ein über 50-Jähriger Mensch rund 200 bis 300 Kalorien weniger als ein junger Erwachsener, ab 65 Jahren sinkt der Bedarf nochmals um 200 bis 300 Kalorien. Wer dann so weiter isst wie zuvor, isst viel zu viel. Die Folge: Das Gewicht steigt kontinuierlich an.

Bei älteren Menschen funktioniert zudem die **automatische Steuerung** von Hunger und Appetit nicht mehr so einwandfrei wie bei den meisten jüngeren. Oft sind junge Menschen in der Lage, vorübergehende Veränderungen der Nahrungszufuhr auszugleichen. Wenn sie eine Zeit lang viel zu viel gegessen und daher zugenommen haben, essen sie anschließend weniger und erreichen so schnell wieder ihr Ausgangsgewicht. Oder umgekehrt, nach einer Hunger- oder

Diätphase nehmen sie binnen kurzer Zeit wieder zu, bis zu dem Gewicht, das den Organismus optimal im gesundheitlichen Gleichgewicht hält. Diese Fähigkeit des Körpers, Hunger und Appetit abhängig von den tatsächlichen Bedürfnissen zu steuern, lässt mit dem Älterwerden nach. Das trifft übrigens auch auf das Durstempfinden zu.

Selbst junge Menschen haben damit oft schon ihre Last. Bei den älteren lässt es jedoch deutlich nach. Auf Flüssigkeitsmangel reagiert unser Körper sehr schnell mit nachlassender körperlicher und geistiger Leistungsfähigkeit.

Da hilft es nur, sich anzutrainieren, regelmäßig auch ohne Durst zu trinken. Täglich sollten es mindestens 1,5 bis 2 Liter sein. Als Durstlöscher eignen sich Wasser, Mineralwasser, Saftschorlen und Kräutertees. Wer es gut verträgt, kann in begrenzten Mengen auch Kaffee oder Tee genießen.

Und dann spielt auch jenseits der 50 Flexibilität eine große Rolle – besonders beim Essen.

Experimente beim Kochen bringen Abwechslung in eintönige Speisepläne.

„Immer koch´ ich dasselbe, ich hab´ einfach keine Ideen mehr". Geht Ihnen das auch manchmal durch den Kopf? Dann bitten Sie doch mal Kinder, Enkel oder Freunde zum gemeinsamen Kochen, trauen Sie sich, auch mal exotisches auf den Tisch zu bringen. Denn Abwechslung auf dem Speiseplan garantiert, dass der Körper auch wirklich alle wichtigen **Nährstoffe**, Vitamine und Mineralstoffe in ausreichender Menge bekommt. Wer immer wieder dieselben Speisen bevorzugt, riskiert eine Mangelernährung. Ja, tatsächlich, auch ein Mangel an Nährstoffen einerseits kann mit einer Gewichtszunahme andererseits einhergehen. Überernährung bedeutet keinesfalls gute Ernährung.

Die Steuerung von Hunger und Appetit hängt auch mit dem Sättigungsempfinden zusammen, das sich ebenfalls im Laufe der Zeit verändert. Normalerweise entwickelt sich beim Essen einer bestimmten Speise zunehmend eine so genannte geschmackliche Sättigung. Das heißt, man fühlt sich zunächst vom Geschmack, Geruch und Mundgefühl der Speise gesättigt. Wenn jemand beispielsweise Nudeln mit Tomatensoße isst, setzt früher oder später das Gefühl ein: „Jetzt ist es genug, ich bin satt". Folgt dann ein Nachtisch mit einem völlig anderen Geschmack, signalisiert derselbe Magen, der eben noch zum Platzen voll schien, plötzlich doch wieder Interesse. Die Sättigung bezog sich lediglich auf den Geschmack „Nudel mit Tomatensoße". Eine wichtige Funktion dieser geschmacklichen Sättigung ist es, Menschen dazu zu bringen, abwechslungsreich zu essen. Und genau diese geschmackliche Sättigung lässt mit zunehmendem Alter nach. Ein wenig hilft es, beim Kochen reichlich Gewürze und Kräuter einzusetzen. Die stimulieren die nicht mehr ganz so aufnahmefähigen Sinnesorgane für Geruch und Geschmack und leisten so einen Beitrag zur geschmacklichen Sättigung.

Dem verringerten Energiebedarf des Körpers und der nachlassenden Fähigkeit, Hunger, Appetit und Sättigung automatisch zu steuern, steht ein unverändert hoher Bedarf an Nährstoffen wie Vitaminen, Mineralstoffen und Spurenelementen gegenüber. Das bedeutet, dass mit weniger Kalorien die gleiche Menge Nährstoffe aufgenommen werden muss. Die Auswahl der Nahrungsmittel muss also so verändert werden, dass nährstoffreiche Lebensmittel deutlich bevorzugt werden, damit der Körper ausreichend versorgt, eine Gewichtszunahme aber verhindert wird. Ballaststoff-Präparate, Formuladiäten oder vom Arzt verordnete Arzneimittel zum Abnehmen können den Start in ein Abnehmprogramm zwar unterstützen, helfen aber nicht langfristig. Mit Hilfe des vorliegenden Buches lernen Sie, entspannt mit dem Thema Essen umzugehen, trotzdem abzunehmen und damit Risiken für die Gesundheit deutlich zu verringern.

Die richtigen Ziele setzen

„In kurzer Zeit und ohne Mühe viel Abnehmen", heißt der Köder, mit dem versucht wird, Tausenden an Diäten vielfach gescheiterten Menschen das Geld aus der Tasche zu ziehen. Abnehmen sei ganz einfach, wird da suggeriert, zumindest mit Hilfe der „richtigen" Diät oder des „richtigen" Mittels.

Auch die Vorstellung, dass man sich einmal eine Zeit lang besonders bemüht, um abzunehmen, ist eine trügerische Hoffnung. Wer sich am ersten Tag einer Diät oder eines Abnehmprogramms schon auf den letzten Tag freut, um danach endlich wieder „zuschlagen" zu können,

Berechnen Sie Ihren Body Mass Index:

Ihr Körpergewicht in kg: _____ . Ihre Körpergröße in m (nicht cm!): _____ .
Multiplizieren Sie Ihre Größe mit sich selbst: _____ m x _____ m = _____ .
Teilen Sie Ihr Körpergewicht durch das Ergebnis der Multiplikation.
Das Endergebnis ist Ihr Body Mass Index (BMI).

Das sagt der Body Mass Index aus

BMI	Gewichtsbewertung	Das sollten Sie tun
unter 18,5	Untergewicht	Auf keinen Fall weiter abnehmen! Versuchen Sie, Ihr Gewicht zu normalisieren.
18,5 – 24,9	Normalgewicht	Ihr Gewicht halten, eine Gewichtszunahme vermeiden. Falls Sie aus kosmetischen Gründen noch ein wenig abnehmen wollen (gesundheitlich ist es nicht notwendig), sollten Sie Untergewicht auf jeden Fall vermeiden.
25,0 – 29,9	Leichtes und mäßiges Übergewicht	Eine weitere Gewichtszunahme vermeiden, eventuell etwas abnehmen. Falls bei Ihnen Risikofaktoren oder Erkrankungen wie Bluthochdruck, Fettstoffwechselstörungen oder Diabetes vorliegen, sollten Sie in jedem Fall versuchen, abzunehmen.
30,0 und mehr	ausgeprägtes Übergewicht bzw. Adipositas	Streben Sie eine moderate aber dauerhafte Gewichtsabnahme durch eine Veränderung Ihres Lebensstils an (siehe Kasten Abnahmeziel, Seite 10).

der darf sich auch schon auf die Wiederkehr der verlorenen Pfunde „freuen".

Wer langfristig abnehmen, und vor allem dauerhaft sein Gewicht halten will, muss sich klar machen, dass es nicht mit einer Diät, egal welcher, über ein paar Wochen getan ist. Der Schlüssel zum langfristigen Erfolg heißt dauerhafte Veränderung des Lebensstils: des Essverhaltens, der Ernährung und der körperlichen Aktivität. Dabei steht an erster Stelle, sich realistische **Ziele** zu setzen. Wer zu hohe Ansprüche an sich und sein Abnahmeziel stellt, erreicht nur, dass er über kleinere Erfolge enttäuscht sein wird.

Träumen Sie ruhig von einem schlanken Körper, aber lassen Sie bei der Zielsetzung Realismus walten.

Beurteilen Sie zunächst Ihr Ausgangsgewicht. Wie das geht, steht im Kasten „Berechnen Sie Ihren Body Mass Index". Wie Sie Ihren Body Mass Index beurteilen können, und was Sie abhängig vom Ergebnis unternehmen sollten, lesen Sie auf Seite 9.

Wissenschaftler sind heute davon abgekommen, dass jeder Übergewichtige Normalgewicht erreichen soll. Eine Diät gilt heute vielmehr dann als erfolgreich, wenn jemand nach einem Jahr noch eine Gewichtsabnahme von 5 Prozent oder mehr hält. Rechnen Sie für sich aus, wie viele Kilogramm Sie dafür abnehmen, und welche Zeit Sie dafür einplanen müssen.

ABNAHMEZIEL

Ihr Ausgangsgewicht: _____ kg

Teilen Sie Ihr Ausgangsgewicht durch 20. Das sind _____ kg. Wenn Sie in einem Jahr soviel abgenommen haben, dann sind Sie als „erfolgreich" zu betrachten.

Für jedes Kilogramm, das Sie abnehmen wollen, sollten Sie 2 bis 4 Wochen einplanen. Sie brauchen also _____ Wochen Zeit zum Abnehmen.

Anschließend sollten Sie üben, Ihr Gewicht zu halten. Machen Sie sich klar, dass dies eine langfristige, eine lebenslange Aufgabe bleibt, die allerdings immer mehr in Fleisch und Blut übergeht und so zur Selbstverständlichkeit wird.

GUT VORBEREITET AN DEN START

Fast jedes Vorhaben gelingt besser, wenn es gut vorbereitet ist. Das gilt natürlich auch für Ihre Gewichtsabnahme. In Ihre Vorbereitung sollten Sie zwei Faktoren einbeziehen: sich selbst und Ihr Umfeld.

Sich selbst vorbereiten

Langfristig erfolgreiches Abnehmen setzt voraus, dass Sie mit der richtigen Einstellung an die Sache herangehen. Die wichtigsten Gesichtspunkte sind:

Abnehmen erfordert Ihre aktive Mitarbeit

Wenn es ums Abnehmen geht, werden immer wieder Wundermittel oder „ganz neue" Methoden angepriesen, die müheloses Abnehmen in kürzester Zeit versprechen. Solche **Wundermittel** gibt es nur im Märchen oder in der Werbung. Machen Sie sich klar, dass mit dem Abnehmen ein wenig Arbeit und Mühe auf Sie zukommen.

Das einzige Wundermittel zum Abnehmen ist Ihr Engagement.

Diese Bemerkungen sollen Sie natürlich nicht er- oder gar abschrecken. Aber Sie werden an der einen oder anderen Stelle Ihr Ess- oder Bewegungsverhalten verändern müssen. Die Verwirklichung eines gesunden Lebensstils geschieht nicht von allein.

Abnehmen benötigt jede Woche etwas Zeit

Das Erarbeiten und Trainieren eines neuen Ess- und Bewegungsverhaltens wird Sie auch etwas Zeit kosten. Sie sollten, zumindest in den ersten Wochen, täglich etwa 15 bis 30 Minuten einplanen. Wenn Ihnen das viel erscheint, überlegen Sie doch einmal, wie viel Zeit Sie sonst mit dem Hoffen auf das Schlanksein oder mit Gedanken ans Essen oder Nicht-Essen verbringen. „Taten statt warten" wäre eine gute neue Devise!

Abnehmen benötigt insgesamt eine lange Zeit

Es hat lange gedauert, bis Sie

sich Ihre jetzigen Ess- und Bewegungsgewohnheiten antrainiert haben. Über Jahre oder gar Jahrzehnte hinweg haben Sie diese Gewohnheiten verfestigt. Es wird daher auch einige Zeit dauern, bis Ihnen ein verändertes Ess- und Bewegungsverhalten wieder selbstverständlich erscheint. Am Anfang werden Sie sehr oft Ihren Kopf und Ihre Willenskraft zur Hilfe nehmen müssen, um die Veränderungen einzuleiten oder beizubehalten. Aber auf die Dauer kann es nur funktionieren, wenn Ihnen das neue **Verhalten** in Fleisch und Blut übergeht.

Sie müssen kein neuer Mensch werden, kleine Schritte in eine neue Richtung genügen.

Stellen Sie sich eine Belohnung für Ihre Mühe in Aussicht

Jeder Mensch fühlt sich viel motivierter, wenn er weiß, dass sich die Mühe unmittelbar lohnt. Überlegen Sie sich also, womit Sie sich belohnen können, wenn Sie eine Trainingseinheit durchgeführt und damit eine Verhaltensänderung erzielt haben. Es ist wichtig, dass Sie sich für Ihre Bemühungen und für Ihr Verhalten belohnen und nicht für eine bestimmte Gewichtsabnahme. Und belohnen Sie sich beim Abnehmen generell nicht mit Dingen, die mit Essen oder Trinken zu tun haben. Mehr zum Thema Belohnung erfahren Sie ab Seite 69.

Beginnen Sie sofort!

Wie oft haben Sie sich schon vorgenommen: „Ab morgen mache ich etwas anders" oder „ab nächste Woche"? Und wie oft ist dann nichts daraus geworden, weil bis dahin wieder andere Dinge im Vordergrund standen? Setzen Sie am besten noch heute ein Zeichen, mit dem Sie Ihren Plan zur Veränderung besiegeln! Verändern Sie bereits bei der nächsten Mahlzeit etwas, gehen Sie sofort nach dem Lesen eine Runde um den Block, gönnen Sie sich bereits heute Abend ein Entspannungsbad, oder notieren Sie Ihre Motive, Wünsche und

Ideen. Denken Sie sich irgendetwas mit Symbolcharakter aus, um heute noch zu starten!

Ihr Umfeld vorbereiten

Wenn Sie in den kommenden Wochen Ihr Essverhalten, Ihr Bewegungsverhalten und Ihren Lebensstil verändern, wird Ihr Umfeld das mitbekommen, ja sogar davon betroffen sein.

Unterstützung durch die Familie

Sichern Sie sich die Unterstützung durch Ihren Partner und Ihre Kinder. Besprechen Sie mit Ihnen, dass Sie vorhaben, in Zukunft gesünder zu essen. Erklären Sie aber auch, dass es nicht darum geht, dass Sie für einige Wochen eine Diät durchführen, sondern darum, Ihr normales Essverhalten dauerhaft zu verändern. Das heißt, Sie werden in den kommenden Wochen nicht von Magerquark und Knäckebrot leben und das Mittagessen nicht durch einen leeren Teller mit ein paar übersichtlich angeordneten Salatblättern darauf ersetzen. Vielmehr werden Sie ganz allmählich und schrittweise Ihr Essverhalten für einen dauerhaften Erfolg optimieren.

Das kann und wird wahrscheinlich bedeuten, dass beim Einkaufen andere Wünsche im Vordergrund und nachher, beim Essen, andere Speisen auf dem Esstisch stehen. Was jedoch nicht zwangsläufig heißt, dass sich die anderen Ihrem neuen Essstil anpassen müssen (obwohl eine gesunde Ernährung für alle bestens geeignet wäre!), aber es wäre schon gut, wenn sie es unterstützen oder zumindest tolerieren und sich nicht etwa darüber lustig machen oder ihre Bemühungen durch missbilligende Bemerkungen torpedieren.

Suchen Sie sich Menschen, die Sie unterstützen, wenn nötig auch außerhalb der Familie.

Sie sollten Ihre **Familie** auch darauf vorbereiten, dass Sie in Zukunft ein wenig Zeit für sich brauchen werden, zum Beispiel, um Ihre Trainingsaufgaben zu üben, um Ihr Bewegungsprogramm zu beginnen oder einfach, um sich richtig erholen zu können. Denn an Ihren Gewichtsproblemen wird sich auf die Dauer nichts ändern, wenn Sie nicht ein wenig Zeit in die Veränderung investieren können.

Unterstützung am Arbeitsplatz

Sie sollten auch überlegen, ob es nicht sinnvoll ist, wenn Sie mit Ihren Arbeitskollegen über Ihr **Vorhaben** reden. Vielleicht können Ihre Kollegen Sie in bestimmten Situationen unterstützen, zum Beispiel, indem sie darauf verzichten, Sie zum Essen zu drängen, wenn Sie eigentlich gar nicht wollen.

Beruflich viel reisen bringt zusätzliche Schwierigkeiten mit sich: Sie sind dann darauf angewiesen, außer Haus zu essen, sei es im Restaurant oder zwischendurch. Häufiges Restaurantessen kann schon ins Gewicht fallen. Überlegen Sie, wie Sie Ihre Auswahl im Restaurant so verändern können, dass Sie besser zu Ihren Zielen passt. Gleiches

Halten Sie Ihr Vorhaben schriftlich fest.

gilt für die Mahlzeiten unterwegs, von denen viele Angebote reichlich Fett und Kalorien enthalten. Sofern Sie häufig auf solche Angebote angewiesen sind, sollten Sie sich Alternativen überlegen. Vielleicht können Sie sich ab und zu etwas vorbereiten und auf die Reise mitnehmen? Je mehr Ideen Sie entwickeln, um eine Situation zu verändern, desto größer der Erfolg, den Sie für sich verbuchen können.

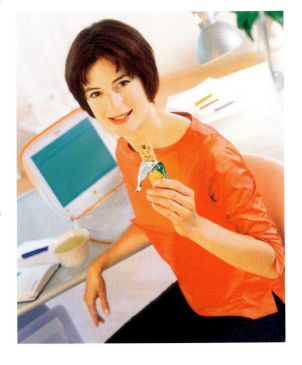

AUGENMERK AUFS UNBEWUSSTE

Erfolgreiche Verhaltensänderung setzt voraus, dass Sie
lernen, Ihr eigenes Verhalten
bewusst wahrzunehmen, um
es gezielt zu beeinflussen und
zu steuern. Diese Fähigkeit
wird oft als **Selbstkontrolle**
bezeichnet und kann gelernt
werden. In diesem Buch werden verschiedene Verhaltens-
bereiche angesprochen, die
Sie verändern können, um erfolgreich abzunehmen. Für
nahezu jeden dieser Verhal-
tensbereiche gilt das Prinzip
der Selbstkontrolle, das in
diesem Kapitel vorgestellt
wird. Benutzen Sie Kopien des
Arbeitsblattes auf Seite 17, um
die verschiedenen Verhaltens-
bereiche zu verändern.

Kontrolle klingt nach Stress. Mit speziellen Hilfsmitteln kann sie aber Spaß machen.

Selbstbeobachtung für bewusstes Handeln

Der Anfang jeder erfolgreichen Selbstkontrolle ist die
Selbstbeobachtung. „Selbster-
kenntnis ist der erste Weg zur
Besserung", wie es so schön
heißt. Ziel der Selbstbeobachtung: sich selbst bewusst machen, wie man sich verhält. Bezogen auf die eigene Ernährung und das eigene
Essverhalten hilft es, ein Ernäh-
rungstagebuch zu führen, um
sich einen Überblick zu verschaffen. Alles aufschreiben,
was man isst und trinkt, eignet
sich, die vielen Situationen
aufzuspüren, in denen man
etwas zu sich nimmt, und so
zu erfahren, was im Laufe
eines Tages oder einer Woche
alles zusammenkommt. Viele
Teilnehmer in Abnehmpro-
grammen machen die Erfah-
rung, dass sie bereits das erste
Pfund loswerden, wenn sie
über eine Woche ein Ernäh-
rungsprotokoll führen. Das
Aufschreiben macht ihnen in
der einen oder anderen Situation bewusst, dass sie schon
wieder etwas essen wollten,
und sie lassen es einfach bleiben oder sie essen stattdessen
etwas Günstigeres. Viele Ehe-
malige fangen deshalb auch
erneut an, ein Ernährungspro-
tokoll zu führen, wenn sie

merken, dass es ihnen Schwierigkeiten bereitet, ihr neues Gewicht zu halten.

7 Schritte bis zur Selbstkontrolle

Selbstbeobachtung wird nicht nur eingesetzt, um sich das eigene Verhalten bewusst zu machen, sondern auch, um eine Verhaltensweise selbstbestimmt in die gewünschte Richtung zu verändern.

1. Verhaltensdefinition: Der erste Schritt besteht darin, genau festzulegen, welche Verhaltensweise in welchem Umfang verändert werden soll. Ein Verhalten, das man bislang gar nicht oder zu selten ausführt, soll in Zukunft häufiger, ein Verhalten, dem man bislang zu häufig nachgibt, seltener ausgeführt werden. Vermeiden Sie jedoch, sich eine Handlung komplett zu verbieten, das misslingt auf Dauer regelmäßig, wie im Kapitel „Sich selbst kontrollieren ohne Stress" (ab Seite 56) beschrieben. Beispiele für Verhaltensweisen, die durch Selbstkontrolle im Rahmen einer Gewichtsabnahme verändert werden können, sind:

- ◼ Sie möchten häufiger in Ruhe essen,
- ◼ Sie möchten sich häufiger entspannen,
- ◼ Sie möchten häufiger ballaststoffreiche Lebensmittel essen,
- ◼ Sie möchten seltener Ihre Zeit mit Fernsehen vergeuden,
- ◼ Sie möchten seltener am Abend Alkohol trinken,
- ◼ Sie möchten seltener fettreiche Wurst essen.

Sie können sofort damit anfangen, schriftlich Ihre persönliche Veränderungsliste zu erstellen. Tragen Sie dazu in das Arbeitsblatt ein, welches Verhalten Sie gerne verändern möchten. Sie können diese Liste natürlich im Lauf der Zeit jederzeit ergänzen oder auch Dinge davon streichen, die nicht mehr aktuell sind. Versuchen Sie einzuschätzen, wie schwer es Ihnen fallen wird, das Verhalten zu ändern. Beginnen Sie mit der Veränderung, die Ihnen am leichtesten fällt.

ARBEITSBLATT: VERHALTEN, DAS ICH ÄNDERN WILL:

Verhalten, das ich ändern will:	Wie schwer wird mir das fallen? (bitte ankreuzen)		Erledigt? (abhaken ✓, wenn erledigt)
	sehr schwer ○ ○ ○ ○ ○ ○ ○ sehr leicht		
	sehr schwer ○ ○ ○ ○ ○ ○ ○ sehr leicht		
	sehr schwer ○ ○ ○ ○ ○ ○ ○ sehr leicht		
	sehr schwer ○ ○ ○ ○ ○ ○ ○ sehr leicht		
	sehr schwer ○ ○ ○ ○ ○ ○ ○ sehr leicht		
	sehr schwer ○ ○ ○ ○ ○ ○ ○ sehr leicht		
	sehr schwer ○ ○ ○ ○ ○ ○ ○ sehr leicht		

2. Selbstbeobachtung: Nachdem Sie ein Verhalten festgelegt haben, müssen Sie zunächst feststellen, wie häufig Sie dieses Verhalten normalerweise durchführen. Dies wird als Grundhäufigkeit bezeichnet. Oft reicht eine einfache Strichliste, um diese Häufigkeit festzustellen. Manchmal gibt es auch andere Möglichkeiten der Selbstbeobachtung, die bei den jeweiligen Verhaltensbereichen angesprochen werden. Je nachdem, wie häufig das Verhalten auftritt, kann es sinnvoll sein, die Häufigkeit pro Tag oder pro Woche zu zählen. Größere Zeiträume sind meistens zu unübersichtlich. Außerdem stellt ein Verhalten, das nur 1- oder 2-mal pro Monat auftritt, selten ein wirkliches Problem dar. Überspringen Sie diesen Schritt der Selbstbeobachtung nicht! Nur wenn Sie die **Grundhäufigkeit** Ihres Verhaltens kennen, können Sie ein vernünftiges Ziel planen und später überprüfen, ob die Verhaltensänderung erfolgreich war.

Den „Ist-Zustand" kennen ist Voraussetzung für den Erfolg.

3. Zielfestlegung: In diesem Schritt können Sie ein erstes Ziel für die Veränderung schriftlich festlegen. Grundsätzlich sollte die angestrebte Veränderung nicht zu groß sein, sonst besteht die Gefahr, dass Sie an Ihrem zu hoch gesteckten Ziel scheitern. Wenn es sich um ein Verhalten handelt, das Sie in Zukunft seltener ausführen möchten, könnten Sie die Häufigkeit um etwa ein Fünftel reduzieren. Wenn es sich um ein Verhalten handelt, das Sie bislang gar nicht oder sehr selten ausführen, dann reicht als erstes Ziel ein- bis zweimal pro Woche. Wenn es sich um ein Verhalten handelt, dessen Häufigkeit Sie erhöhen wollen, dann ist die Steigerung um ein Fünftel häufig ein gutes Ziel.

4. Einleiten der Veränderung: Gestalten Sie die normalen Abläufe so um, dass es Ihnen leichter fällt, das Verhalten wie gewünscht auszuführen. Eventuell können Sie sich Erinnerungsstützen bauen, die Sie daran erinnern, etwas zu tun oder es zu lassen.

5. Selbstbeobachtung: Setzen Sie die Selbstbeobachtung fort, sei es mit einer Strichliste oder mit einer anderen Maßnahme. Nur so können Sie zuverlässig feststellen, ob sich Ihr Verhalten in der gewünschten Richtung verändert.

6. Selbstbewertung: Legen Sie sich selbst darüber Rechenschaft ab, ob Sie Ihr Ziel erreicht haben. Wenn ja, genießen Sie es, stolz darauf zu sein. Überlegen Sie, was Sie das nächste Mal anders machen müssen, damit Sie Ihr Ziel erreichen können. Wenn Sie Ihr Ziel erreicht haben, entscheiden Sie, ob Ihnen die Veränderung schon ausreicht, oder ob Sie sich ein neues Ziel stecken wollen. Auch wenn Ihnen die Veränderung bereits ausreicht, nutzt es oft, das neue Verhalten noch eine Weile mit Selbstbeobachtung zu begleiten, um Rückschläge zu verhindern.

7. Selbstverstärkung: Belohnen Sie sich selbst dafür, dass Sie Ihr Ziel erreicht haben. Das ist sehr wichtig, denn nur, wenn eine Veränderung positive **Folgen** hat, wird Sie das auf

Feiern Sie Erfolge, also die positiven Folgen Ihres neuen Verhaltens.

die Dauer motivieren, die Veränderung beizubehalten und weitere in Angriff zu nehmen. Sie haben sich angestrengt und Ihr Ziel erreicht, und dafür sollten Sie sich etwas gönnen. Natürlich nichts, was mit Essen oder Trinken zu tun hat!

Fallbeispiel:

Frau M. stellt beim Führen eines Ernährungstagebuchs fest, dass eine ihrer ungünstigen Angewohnheiten darin besteht, dass sie mehrfach am Tag im Vorbeigehen den Kühlschrank öffnet und sich ein Stück Käse oder Wurst in den Mund schiebt. Sie beschließt, dies zu ändern. Sie bringt einen Zettel und einen Kuli an der Kühlschranktür an und macht jedes Mal einen Strich, wenn sie ein Stück Käse oder Wurst direkt aus dem Kühlschrank verzehrt. Nach einer Woche stellt sie fest, dass das genau 38-mal passiert ist, im Durchschnitt also 5- bis 6-mal am Tag. Da ein Stück oder eine Scheibe Käse oder Wurst etwa 30 Gramm wiegt und ungefähr 100 kcal hat, sind das am Tag rund 500 kcal, die da nebenbei zusammenkommen. Sie beschließt im ersten Schritt, die Häufigkeit auf 30 zu reduzieren. Sie schreibt „Ziel 30" auf ihre Strichliste und führt sie weiter. Nach einer Woche stellt sie stolz fest, dass sie nur 28 Striche machen musste. Dieses Beispiel zeigt deutlich, wie wichtig das genaue Zählen mit der Strichliste ist. Niemand kann ohne eine solche Zählung nach einer Woche zuverlässig sagen, ob er 38- oder nur 28-mal etwas aus dem Kühlschrank gegessen hat.

Arbeitsblatt: Selbstbeobachtung

Welche Verhaltensweise soll verändert werden (genaue Beschreibung)?

Womit wollen Sie sich belohnen, wenn Sie Ihr Ziel erreicht haben?

Wie wollen Sie die Häufigkeit des Auftretens zählen?

Häufigkeiten und Ziele:

Tragen Sie in die Tabelle unten zunächst die Grundhäufigkeit ein. Danach notieren Sie Woche für Woche Ihre Zielhäufigkeit in der ersten Zeile, am Ende der Woche die tatsächliche Häufigkeit in der zweiten Zeile, und machen Sie einen Haken in die dritte Zeile, wenn Sie Ihr Ziel erreicht haben.

	1. Ziel:	2. Ziel:	3. Ziel:	4. Ziel:	5. Ziel:	6. Ziel:	7. Ziel:
Grundhäufigkeit	Häufigkeit	Häufigkeit	Häufigkeit	Häufigkeit	Häufigkeit	Häufigkeit	Häufigkeit
	Ziel erreicht	Ziel erreicht	Ziel erreicht	Ziel erreicht	Ziel erreicht	Ziel erreicht	Ziel erreicht

Mahlzeiten in Ruhe geniessen

Oft beginnen Programme zur Gewichtsreduktion damit, dass die Zusammenstellung, Auswahl oder Menge der Lebensmittel verändert wird. In diesem Buch bekommen Sie nun ganz bewusst den Rat, anders vorzugehen. Beginnen Sie damit, sich mehr Ruhe und Genuss beim Essen zu verschaffen.

Essen dient Menschen als wichtige Genussquelle. Wenn Sie Ihr Essen richtig genießen können, wird es Ihnen leichter fallen, Ihre Ernährung dauerhaft zu verändern – eine wichtige Voraussetzung für langfristigen Erfolg.

Genuss bedeutet bewusstes Erleben, sinnliches Wahrnehmen und lustvolles Empfinden. Sinnliches Wahrnehmen ist an die Funktion der Sinnesorgane gekoppelt, deren Wahrnehmungsfähigkeit mit dem Alter nachlässt. Geschmacks- und Geruchsreize müssen intensiver sein, um dieselbe **Empfindung** auszulösen wie bei jüngeren Menschen. Auch das Empfinden, von einem Ge-

Gewürze und Kräuter helfen Geruchs- und Geschmackssinn auf die Sprünge.

schmackserlebnis befriedigt und gesättigt zu sein, ist mit zunehmendem Alter schwächer ausgeprägt. Daher ist es wichtig, Situationen von Essgenuss bewusst zu gestalten. Sie sollten zudem überlegen, wie Sie sich Genusserlebnisse auch jenseits von Essen und Trinken schaffen können.

Empfehlungen zum Genießen

Genuss braucht Zeit. Genuss lässt sich nicht unter Zeitdruck erreichen, quasi im Schnelldurchgang. Hektik ist ein Genusstöter ersten Ranges. Schaffen Sie sich daher zeitliche Freiräume, um Dinge zu genießen.

Genuss geht nicht nebenbei. Genuss setzt, wie bereits beschrieben, bewusstes Erleben und sinnliche Wahrnehmung voraus. Das bedeutet, dass Sie sich auf das genussvolle Erlebnis konzentrieren müssen. Wenn Sie gleichzeitig etwas anderes machen, teilen Sie Ihre

Aufmerksamkeit und schmälern damit Ihren Genuss. Genussvolles Essen und zum Beispiel gleichzeitiges Fernsehen schließen sich aus. *Genuss hängt nicht von der Menge ab.* Genuss ist an die bewusste und sinnliche Wahrnehmung gekoppelt, und bewusste, sinnliche Wahrnehmung kann nicht beliebig ausgedehnt werden. Daher führt eine längere Zeitdauer oder eine größere Menge lediglich zu einem Nachlassen der bewussten Wahrnehmung, aber nicht zu größerem Genuss. Das gilt auch und gerade für Essen und Trinken. Ein Glas **Rotwein** kann man genießen, einen 5-Liter-Kanister hingegen kaum. Genuss hat eher den Charakter des Besonderen. *Genuss muss erlaubt sein.* Sie können nicht genießen, wenn Sie dabei ein schlechtes Gewissen haben, weil Sie sich etwas nicht wirklich gönnen. Erlauben Sie sich, was Sie mögen. Es kommt lediglich auf die Menge an.

Rotwein in Maßen ist erlaubt und hilft, gesund zu bleiben.

Trainingsaufgaben

Die folgenden Regeln und Trainingsaufgaben sollen Ihnen dabei helfen, Essen richtig zu genießen und dadurch die dauerhafte Veränderung der Ernährung zu erleichtern.

1. Nehmen Sie sich für jedes Essen Zeit und Ruhe. Egal, ob es sich um eine Hauptmahlzeit handelt oder „nur" um eine Kleinigkeit zwischendurch, Zeit und Ruhe sind wichtig, um das Essen bewusst genießen zu können. Planen Sie für jede Kleinigkeit mindestens 5 bis 10 Minuten, und für jede größere Mahlzeit mindestens 15 bis 20 Minuten Zeit ein. So spüren Sie Sinneseindrücke und Sättigungssignale deutlicher.

2. Setzen Sie sich zum Essen hin. Essen im Stehen oder gar Gehen läuft meistens automatisch hektischer ab als ein Essen im Sitzen. Und Hektik ist ein Genusstöter ersten Ranges.

3. Konzentrieren Sie sich auf das Essen, und vermeiden Sie Nebentätigkeiten. Das menschliche Gehirn kann nicht zu viele Informationen auf einmal verarbeiten. Wenn Sie beim Essen etwas nebenbei machen, behindert dies Ihr **Großhirn** darin, die Geschmacks- und Genussinformation zu verarbeiten und zu speichern. Die geschmackliche Sättigung, wie sie auf Seite 7 und 8 beschrieben ist, kann sich nicht so schnell entwickeln, und es besteht die Gefahr, dass Sie entsprechend mehr essen. Das Essen bleibt außerdem unbefriedigend, wenn Sie nebenbei Dinge tun, die intensive Aufmerksamkeit erfordern.

Sich nur einer Sache widmen, aber das intensiv, erleichtert Ihrem Gehirn die Arbeit.

4. Mit allen Sinnen genießen.

Versuchen Sie, alle Speisen und Getränke bewusst wahrzunehmen. Wie sehen sie aus? Wie riechen sie? Wie schmecken sie? Wie fühlen sie sich im Mund an? Wenn Sie das Essen bewusst wahrnehmen, essen Sie automatisch auch langsamer und werden viel intensivere Befriedigung erfahren. Sie werden auch entdecken, dass Genuss eine Frage der Wahrnehmung ist, keine Frage der Menge.

Dauernaschen begünstigt Übergewicht.

5. Essen Sie nicht zu selten, aber auch nicht zu oft! Men-

Drei- bis fünfmal täglich essen reicht.

schen mit Gewichtsproblemen versuchen oft, ganze Mahlzeiten ausfallen zu lassen. Besonders morgens und am Vormittag wird wenig gegessen, mit der Folge, dass im Laufe des Nachmittags oder Abends Heißhunger einsetzt und dann größere Nahrungsmengen unkontrolliert verschlungen werden. Es gibt aber auch Menschen, die sehr häufig essen, bis hin zu solchen, die eigentlich den ganzen Tag über am Essen und Kauen sind. Das wird als **„Nibbling"** bezeichnet. Auch wenn dabei immer nur Kleinigkeiten schnabuliert werden, die Kalorien summieren sich. Außerdem dürften nur wenige die Zeit aufbringen können, um 10-mal am Tag genussvoll, im Sitzen und in Ruhe zu essen. Versuchen Sie, mit drei **Hauptmahlzeiten** auszukommen. Wenn es Ihnen leichter fällt, ergänzen Sie diese Hauptmahlzeiten durch ein Stück Obst, Gemüse oder einen fettarmen Joghurt im Laufe des Vormittags und eventuell ebenso am Nachmittag. Häufiger am Tag muss man nicht essen.

So viel Energie brauchen Sie

Ernährung und Gewichtsabnahme hängen vom Energiebedarf ab, also davon, wie viel Energie Ihr Körper jeden Tag verbraucht. Die Energie wird in Kilokalorien (kcal) gemessen. Jedenfalls hat es sich im Bereich der Ernährung so gehalten, auch wenn die Physiker inzwischen die Energie in der Einheit Joule messen. In der Alltagssprache wird häufig – eigentlich falsch – von Kalorien gesprochen, wenn eigentlich Kilokalorien gemeint sind. 1 000 Kalorien (cal) sind 1 Kilokalorie (kcal).
Der Energiebedarf wird also in Kilokalorien pro Tag angegeben. Der gesamte Energiebedarf wird im Wesentlichen vom Grundumsatz und dem Ausmaß körperlicher Aktivität bestimmt.

Der Grundumsatz

Sie können selbst ausrechnen, wie hoch Ihr Grundumsatz ungefähr ist. Verwenden Sie dazu den Kasten auf Seite 25. Der ausgerechnete Wert muss nicht zu 100 Prozent stimmen, gibt Ihnen aber einen Anhaltspunkt, mit welcher Größenordnung Sie rechnen müssen.

Grundumsatz berechnen:
Tragen Sie Ihre Daten in Spalte 2 ein. Multiplizieren Sie die Werte jeweils mit der entsprechenden Zahl in Spalte 3, und notieren Sie das Ergebnis in Spalte 4. Zählen Sie die ersten drei Zahlen in Spalte 4 zusammen, und ziehen Sie die Zahl in der Alterszeile ab. Das Ergebnis entspricht Ihrem Grundumsatz in kcal pro Tag.

Der Gesamtenergieverbrauch

Neben dem Grundumsatz bestimmt Ihre körperliche Aktivität den Energieverbrauch.
Dazu müssen Sie einschätzen, welche Rolle körperliche Aktivität in Ihrem Alltag spielt.
Normale körperliche Aktivität: Sie verbringen die meiste Zeit des Tages mit sitzenden oder stehenden Tätigkeiten und treiben nicht aktiv Sport.
Mäßige körperliche Aktivität: Ihre Tätigkeit verlangt, dass Sie sich oft etwas bewegen, und/oder Sie treiben ein wenig Freizeitsport.

Für Frauen:

1	2	3	4	5
			655	
Ihr Gewicht		kg	x 9,563 =	+
Ihre Größe		cm	x 1,850 =	+
Ihr Alter		Jahre	x 4,676 =	–
Das Ergebnis:		Ihr Grundumsatz in kcal pro Tag	=	

Für Männer

1	2	3	4	5
			66	
Ihr Gewicht		kg	x 13,752 =	+
Ihre Größe		cm	x 5,003 =	+
Ihr Alter		Jahre	x 6,755 =	–
Das Ergebnis:		Ihr Grundumsatz in kcal pro Tag	=	

Beispiel für Frauen: 57 Jahre, 78 kg, 167 cm

1	2	3	4	5
			655	
Ihr Gewicht	*78* kg	x 9,563 =	*745,9*	+
Ihre Größe	*167* cm	x 1,850 =	*308,9*	+
Ihr Alter	*57* Jahre	x 4,676 =	*266,5*	–
Das Ergebnis:		Ihr Grundumsatz in kcal pro Tag	=	*1443,3*

Starke körperliche Aktivität: Ihre Tätigkeit verlangt von Ihnen viel Bewegung und körperliche Kraftanstrengung, oder Sie treiben in Ihrer Freizeit aktiv, mehrere Stunden pro Woche, intensiv Sport.

Um Ihren Gesamtenergieverbrauch abzuschätzen, tragen Sie Ihren Grundumsatz in den Kasten unten ein und nehmen ihn, je nach körperlicher Aktivität, mit 1,4, 1,6 oder 1,8 mal.

Grundumsatz		kcal
Normale körperliche Aktivität	x 1,4	kcal
Mäßige körperliche Aktivität	x 1,6	kcal
Starke körperliche Aktivität	x 1,8	kcal

WIE WIEGEN SINN MACHT

Der Gewichtsverlust alleine eignet sich nicht, um den Abnahmeerfolg richtig zu beurteilen. Vielmehr spielt neben dem Gewicht die **Körperzusammensetzung** eine wichtige Rolle.

Woraus der Körper besteht

Der menschliche Körper setzt sich aus ganz verschiedenen Bestandteilen zusammen: zum Beispiel aus Knochen, Muskeln, den inneren Organen oder dem Fettgewebe. Diese Bestandteile machen einen großen Teil des Körpergewichts aus. Die Inhalte von Magen, Darm oder Blase

Erst wenn der Körper vom eigenen Fett lebt, nimmt man wirklich ab.

tragen ebenfalls zum Körpergewicht bei, auch wenn sich diese Mengen im Laufe eines Tages beträchtlich ändern können. Beim Abnehmen und Gewichthalten spielen diese verschiedenen Bestandteile des Körpergewichts eine unterschiedliche Rolle. Die unten stehende Abbildung veranschaulicht die ungefähre Zusammensetzung des Körpers.

Wenn das Körpergewicht angestiegen ist oder sich verringert hat, dann kann sich irgendeine dieser fünf Größen verändert haben. Wenn Sie zum Beispiel eine halbe Flasche Mineralwasser (die Hälfte von 0,75 Liter) trinken,

Fett

Flüssigkeit außerhalb von Zellen

Flüssigkeit innerhalb von Zellen

Feste Bestandteile innerhalb von Zellen
Feste Bestandteile außerhalb von Zellen

fettfreie Masse (FFM)

Körper-Zell-Masse (BCM)

Fett wird von fettfreier Masse unterschieden, wobei sich die fettfreie Masse wiederum aus vier verschiedenen Untereinheiten zusammensetzt. Zwei dieser Untereinheiten bestehen aus Flüssigkeit, also im Wesentlichen aus Wasser.

werden Sie hinterher ziemlich genau 375 Gramm schwerer sein (Flüssigkeit außerhalb von Zellen, extrazelluläre Flüssigkeit, wie die Wissenschaftler sagen). Wenn Sie einige Zeit später auf die Toilette gehen, werden Sie einen Teil dieses Gewichts wieder los. Solche Veränderungen sind für die Gesundheit und die Fitness völlig bedeutungslos. Daher ist es auch Unsinn, wenn manche Firma für ihre Produkte mit dem Slogan wirbt: „Nehmen Sie ein paar Liter **Wasser** ab". Und so verständlich es ist, wenn Sie sich freuen, dass Sie nach der Sauna oder einer schweißtreibenden Tätigkeit weniger wiegen als vorher, das sind nur vorübergehende Wasserverluste, die der Körper binnen eines Tages wieder ausgleicht. Beim Abnehmen kommt es darauf an, dauerhaft Fett zu verlieren!

Energiespeicher Fett

Dem Körper dient Fett als wichtiger Energiespeicher.

Mit Tabletten, die die Wasserausscheidung fördern, verliert man zwar Gewicht, aber ebenso schnell reguliert sich der Wasserhaushalt wieder, und der Effekt ist dahin.

In mageren Zeiten hatten Menschen, die leicht zunahmen, bessere Chancen zu überleben.

Wenn wir Gelegenheit haben, unserem Körper mehr Energie zuzuführen als wir verbrauchen, speichert er den Überschuss in Form von Fett. Wenn wir mehr Energie verbrauchen als wir uns zuführen können, setzt der Körper die als Fett gespeicherte Energie wieder frei, um unseren Bedarf zu decken. Ohne die Fähigkeit, Energie in Form von Fett für Notzeiten zu speichern, hätte die Menschheit nicht überleben können. Früher war über Jahrtausende hinweg der Nahrungsmangel eher der Regelfall als die Ausnahme. In dieser Zeit trug die Fähigkeit des Organismus, sehr schnell und einfach Fettreserven anlegen zu können, dazu bei, das Überleben zu sichern.

Heute haben wir wesentlich häufiger die Gelegenheit, uns energiereiche Nahrung und Getränke zuzuführen. Und wir verbrauchen deutlich seltener viel Energie durch körperliche Arbeit. In dieser Situation gereicht der ursprüngliche **Überlebensvorteil** zum Nachteil. Was gut für unsere

Vorfahren war, wird für uns zum Problem. Denn Fettreserven, die nicht aufgebraucht werden können, belasten mit der Zeit den Organismus und verursachen gesundheitliche Probleme.

Energiespeicher Fett

Wer einmal genau nachrechnen möchte: Ein Gramm reines Fett, zum Beispiel in Form von Öl, kann etwa 9 kcal speichern. Wenn allerdings Fett in unserem Organismus gespeichert werden soll, dann kann ein Gramm Fettgewebe nur etwa 7 kcal speichern und somit ein Kilogramm Fettgewebe 7 000 kcal. Wer also ein Kilogramm abnehmen will, muss insgesamt 7 000 kcal mehr verbrauchen als er zu sich nimmt. Wenn jemand ein Kilogramm Fettgewebe zunimmt, dann hat er insgesamt 7 000 kcal mehr gegessen und/oder getrunken als er verbraucht hat.

Das ist übrigens auch der Grund, warum eine zu schnelle Gewichtsabnahme meistens nicht dauerhaft gut geht. Wenn jemand 1 Kilogramm in der Woche abnehmen will, dann müsste er pro Woche 7 000 kcal einsparen, das macht pro Tag eine Einsparung von durchschnittlich 1 000 kcal. Eine derart drastische Veränderung lässt sich meist nicht lange durchhalten.

Gewichtsschwankungen

Wer sich mehrfach am Tag wiegt, stellt fest, dass sich das Gewicht im Laufe eines Tages verändert. Die meisten Menschen wiegen gegen Abend mehr als am Morgen. Solche Gewichtsschwankungen können durchaus ein bis zwei Kilogramm ausmachen, haben aber mit dem Körperfettanteil nichts zu tun. Denn dazu müsste man ein Plus von 7 000 oder gar 14 000 kcal pro Tag auf dem Kalorienkonto verbuchen, und das schafft (fast) niemand. Gewichtsschwankungen an einem Tag sind also ausschließlich auf Veränderungen im Wasserhaushalt oder im Inhalt von Magen,

Darm und Blase zurückzuführen. Insofern führt das häufige Wiegen – mehrfach am Tag – dazu, dass sich Menschen wegen Ihrer Gewichtsschwankungen oft völlig umsonst verrückt machen. Das Gewicht sagt nur dann etwas Sinnvolles aus, wenn Sie sich immer unter etwa gleichen Bedingungen wiegen. Am besten morgens vor dem Frühstück, nach dem ersten Gang zur Toilette. Hinzu kommt, dass die wirklich interessanten Veränderungen des Körpergewichts, nämlich Veränderungen der Fettmasse, erst im Laufe einer Woche festgestellt werden können. Lassen Sie sich also nicht von kurzfristigen Schwankungen des Gewichts von Tag zu Tag irritieren, sondern achten Sie auf den langfristigen Trend.

Richtig wiegen

Bewährt hat sich folgendes Vorgehen: Wiegen Sie sich einmal pro Woche, zum Beispiel immer Sonntagmorgens, direkt nach dem Aufstehen und nach dem ersten Gang zur Toilette. Schreiben Sie dieses Gewicht auf oder tragen Sie es in eine Gewichtskurve ein. Eine persönliche Gewichtskurve ist auf Seite 30 für Sie vorbereitet. Auf keinen Fall sollten Sie sich häufiger als einmal pro Tag wiegen, denn das verunsichert Sie nur.

Wiegen Sie sich aber auch nicht seltener als einmal pro Woche, denn dann besteht die Gefahr, dass Sie in der Zwischenzeit zugenommen haben, ohne es zu bemerken. Und was Sie nicht bemerken, können Sie nicht bewusst verhindern.

Trainingsaufgabe: Gewichtskurve

Tragen Sie Ihr Gewicht in eine Gewichtskurve ein. Nur so können Sie langfristige Trends rechtzeitig erkennen und von zufälligen Schwankungen unterscheiden. Durch eine Gewichtskurve fällt Ihnen eine ungünstige Entwicklung rasch auf, so dass Sie gezielt gegensteuern können.

GEWICHTSKURVE

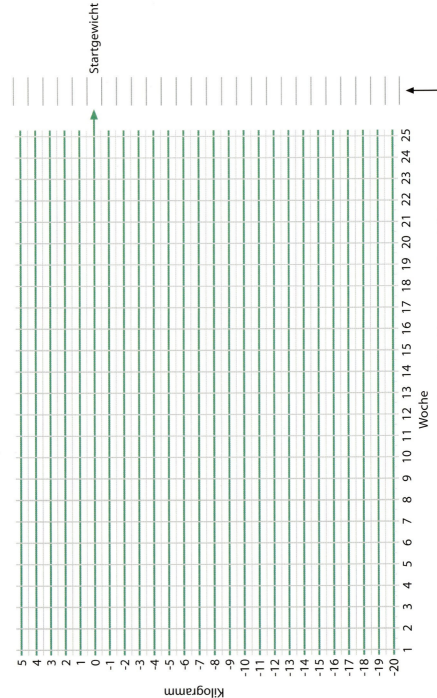

Startgewicht

Kilogramm: 5, 4, 3, 2, 1, 0, -1, -2, -3, -4, -5, -6, -7, -8, -9, -10, -11, -12, -13, -14, -15, -16, -17, -18, -19, -20

Woche: 1 2 3 4 5 6 7 8 9 10 11 12 13 14 15 16 17 18 19 20 21 22 23 24 25

Tragen Sie in diese Spalte Ihr Startgewicht und die anderen Kilozahlen entsprechend ein!

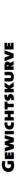

EINE PYRAMIDE FÜR GESUNDES ESSEN

Wer abnehmen will, muss weniger Kalorien essen als der Körper verbraucht. Wer aber nur auf die Kalorien achtet, läuft Gefahr, dass er sich falsch ernährt. Die meisten Blitz- und Wunderdiäten sind darauf angelegt, durch eine drastische Fehlernährung eine kurzfristige Gewichtsabnahme zu erreichen, meistens durch Wasserverluste. Es braucht schon mehr Zeit, um an die überschüssigen Fettdepots zu kommen. Deshalb muss die Ernährung so verändert werden, dass sie auch nach der eigentlichen Abnahmephase taugt, um das Gewicht zu halten.

Oben sparen, unten hausen – so kann man den Umgang mit der Ernährungspyramide zusammenfassen.

Da mit zunehmendem Alter auf der einen Seite der Energieverbrauch sinkt, während der Bedarf an verschiedenen Nährstoffen gleich bleibt, muss die Ernährung in besonderer Weise optimiert werden. Nährstoffreiche Lebensmittel mit geringer Energiedichte haben Vorrang auf dem Speiseplan. Die richtige Ernährung lässt sich leicht durch die **Ernährungspyramide** veranschaulichen. Die Lebensmittel sind in verschiedene Gruppen eingeteilt, und die Breite der jeweiligen Stufe in der Pyramide veranschaulicht, wie viel von einer Gruppe gegessen werden darf.

Quelle: aid-Ernährungspyramide, modifiziert nach Westenhöfer (www.aid.de).

Fette und Öle bilden die schmale Spitze. Sie sind notwendig, sollten aber sehr sparsam verwendet werden. Zu bevorzugen sind hochwertige Pflanzenöle (zum Beispiel Sonnenblumen-, Oliven- oder Rapsöl).

Extras dienen der Verfeinerung und Versüßung unserer Basis-Lebensmittel. Dazu gehören zum Beispiel Süßigkeiten, Schokolade und Kuchen, aber auch Soßen und Dressings. Extras enthalten viel Fett, viel Zucker oder Alkohol. Aber auch Extras sind keineswegs verboten. In der richtigen Menge sind sie zum Genießen erlaubt.

Fleisch, Wurst, Fisch und Eier sollten Sie konsequent abwechseln. Essen Sie hiervon lieber etwas weniger, die Ausnahme bildet Seefisch.

Milch, Käse, Joghurt und sonstige Milchprodukte gehören zum täglichen Speiseplan. Allerdings sollten bevorzugt fettarme Produkte ausgewählt werden.

Gemüse und Obst dürfen jeden Tag reichlich gegessen werden. Sie sättigen nicht nur mit wenig Kalorien, sondern enthalten auch viele lebenswichtige Stoffe und schützen vor Herz-Kreislauf-Erkrankungen sowie womöglich auch vor Krebs.

Brot, Kartoffeln, Nudeln und Reis stellen die Basis der Pyramide dar und sind die Grundlage für eine gesunde Ernährung. Diese Lebensmittel sollen einen großen Teil der täglichen Ernährung ausmachen.

Getränke sind nicht in die Pyramide eingeordnet, aber dennoch sehr wichtig! Täglich 1,5 bis 2 Liter kalorienarme Flüssigkeit braucht der Körper zusätzlich! Bevorzugen Sie Mineralwässer, Kräutertees und verdünnte Fruchtsäfte.

Welche Pyramide ist die richtige?

Seit einiger Zeit kursieren verschiedene Versionen der Ernährungspyramide durch die Medien. Bei einigen sind die Fette nicht an der Spitze, sondern stellen die Basis dar, bei manchen wird rotes und weißes Fleisch ebenso unterschieden wie Getreideprodukte aus Vollkorn und solche aus Weißmehl. Mal wird die Pyramide angeblich nach einem niedrigen glykämischen Index aufgebaut, in manchen spielt ein geringer Fettgehalt, in anderen ein geringer Kohlenhydratgehalt eine Rolle. Man hat den Eindruck, jeder erfindet seine eigene Pyramide. Die Verbraucher sehen sich mit der Frage konfrontiert, worin sich denn nun die verschiedenen Pyramiden unterscheiden und vor allem, welche die richtige ist. Die hier verwendete Pyramide beruht auf den gegenwärtigen Empfehlungen der wissenschaftlichen **Fachgesellschaften** und Institutionen, die sich mit gesunder Ernährung beschäftigen. Einige der anderen Pyramiden enthalten interessante und vernünftige Überlegungen, die in dieser Pyramide nicht direkt enthalten sind, auf die aber bei der Beschreibung der einzelnen Lebensmittelgruppen noch

Die Deutsche Gesellschaft für Ernährung (DGE) hat mit den Fachgesellschaften aus Österreich und der Schweiz Empfehlungen erarbeitet.

eingegangen wird. Aus manchen Pyramiden resultieren aber auch geradezu abstruse Vorschläge, wie zum Beispiel ein Segment für Pflanzenöle, das größer ist als das für Obst. Was mit dem Gewicht passiert, wenn jemand mehr Pflanzenöl zu sich nimmt als die mindestens 200 Gramm, die für das Obst eingeplant werden sollten, kann man sich leicht ausrechnen. Sofern eine solche Menge überhaupt ohne massive Übelkeit verzehrt werden kann, entspräche allein diese Ölzufuhr rund 1 800 kcal pro Tag. In Ergänzung zu anderen Lebensmitteln garantiert das fast allen Menschen eine dramatische Gewichtszunahme.

Das Pyramiden-Punkte-System

Viele Diäten geben einen Plan vor, in dem genau festgelegt ist, was und wie viel man zu jeder Mahlzeit essen darf. Das kann eine Zeit lang ganz gut funktionieren. Aber auf Dauer hat sich noch niemand an einen Diätplan gehalten. Für den dauerhaften Erfolg gilt es zu lernen, auch ohne Plan seine Nahrung richtig auszuwählen und zusammenzustellen. Das Pyramiden-Punkte-System wurde ursprünglich für das Internet-Training lean-and-healthy entwickelt (siehe Kasten zu lean-and-healthy auf dieser Seite). Die Grundidee ist relativ einfach, auch wenn die Pyramide auf den ersten Blick etwas kompliziert und verwirrend aussieht. Auf der einen Seite sollen Sie einfach kontrollieren können, wie viele **Kalorien** Sie ungefähr zu sich nehmen, auf der anderen Seite kommt es darauf an, dass Sie die verschiedenen Lebensmittel auch in den richtigen Mengen auswählen. Schließlich sollen Sie sich

Nicht nur die Kalorien zählen, sondern auch der gesundheitliche Wert von Lebensmitteln.

nicht falsch ernähren. Wenn Sie nach der Punkte-Pyramide essen, dann ernähren Sie sich automatisch ausgewogen und gesund. Sie erhalten ausreichend Vitamine, Mineralstoffe und Spurenelemente, essen wenig Fett und genügend Kohlenhydrate sowie Ballaststoffe.

Lean-and-healthy – das Programm

www.lean-and-healthy.de ist ein Trainingsprogramm für erfolgreiches Gewichtsmanagement und gesunden Lebensstil, das unter Leitung von Professor Dr. Joachim Westenhöfer, Autor dieses Buches, entwickelt wurde. Das Trainingsprogramm wird über das Internet angeboten. Die Teilnehmer können sich Woche für Woche auf der Website www.lean-and-healthy.de einloggen und die Inhalte und Trainingsaufgaben für die 52 Wochenprogramme abrufen. Die Inhalte und Trainingsaufgaben dieses Buches basieren auf den Erfahrungen, die über 5 000 Teilnehmer seit 2001 mit lean-and-healthy gemacht haben.

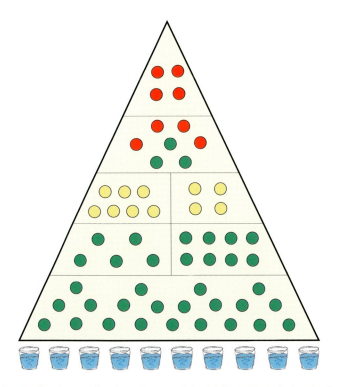

Das Pyramiden-Punkte-System für einen Tag, am Beispiel der 1400-Kalorien-Stufe.

Für jede Lebensmittelgruppe steht eine bestimmte Anzahl Punkte zur Verfügung. Für alles, was Sie essen, streichen Sie in der Pyramide die entsprechende Anzahl Farbpunkte ab. Ziel ist es, alle Farbpunkte „wegzuessen". Für jeden Tag gibt es eine neue Pyramide, also sieben Pyramiden pro Woche.

Rote Lebensmittel in der Spitze bedeuten „Stopp!": Hier erst einmal halten und nicht zu viel davon! Der Fettgehalt liegt hier sehr hoch und damit auch der Energiegehalt. Rote Lebensmittel sind zum Beispiel Streichfett und Öl, aber auch fettreiche Süßigkeiten wie Schokolade. Sie sollen sich diese Lebensmittel aber auch nicht verbieten. Wer sich etwas verbietet, der beschwört nur Probleme und Heißhunger herauf. Wenn Sie diese Lebensmittel in den vorgeschlagenen Mengen essen und ohne schlechtes Gewissen genießen, „fällt das nicht ins Gewicht".

Gelbe Lebensmittel bedeuten „Achtung!": Diese Lebensmittel könnten einen sehr hohen Fettgehalt haben! Hierzu gehören Milch und Milchprodukte sowie Fleisch, Wurst, Fisch und Eier. Hier ist es besonders erforderlich, auf den Fettgehalt zu achten und fettarme Varianten auszuwählen.

Grüne Lebensmittel bedeuten „Freie Fahrt!": Diese Lebensmittel sind reich an Kohlenhydraten und müssen nicht besonders eingeschränkt werden. Es steht eine große Anzahl an grünen Punkten zur Verfügung. Grün sind Brot, Getreide, Kartoffeln, Obst und Gemüse.

Anhand der Lebensmittelliste ab Seite 89 erfahren Sie, welche Lebensmittel wie viele Punkte in welcher Farbe haben und zu welcher Gruppe sie gehören. Nicht immer werden Sie genau das Lebensmittel in der Liste finden, das Sie gerade essen möchten. Fehlt eines, so orientieren Sie

Lesen Sie bei einem Fertiggericht unter „Zutaten" nach, aus was es sich zusammensetzt.

sich an einem, das dem fehlenden am ehesten entspricht. Sie können die Punkte für andere Lebensmittel anhand jeder beliebigen Kalorientabelle auch selbst berechnen: Ein Punkt entspricht ungefähr 25 Kalorien. Schlagen Sie also nach, wie viele Kalorien eine Portion des Lebensmittels hat und teilen Sie diese durch 25. Dann müssen Sie nur noch überlegen, zu welcher Gruppe Sie das Lebensmittel zählen. Bei Grundnahrungsmitteln ist das meist recht einfach, bei **Fertiggerichten** aber oft etwas komplizierter, hier müssen Sie die Punkte eventuell auf verschiedene Gruppen aufteilen.

Für Getränke werden die Gläser unter den Pyramiden abgestrichen. Ein Glas entspricht 0,2 Liter. Täglich sollten Sie mindestens 2 Liter Flüssigkeit trinken, also 10 Gläser. Achtung: Für nicht kalorienfreie Getränke werden nicht nur die Gläser abgestrichen, sondern auch Punkte berechnet. So hat zum Beispiel ein Glas Fruchtsaft 4 grüne „Obst"-

Punkte oder ein Glas Limona-
de 3 grüne „Extra"-Punkte.

Das Wochenprinzip:
Punkte ansparen oder
essen auf Kredit

Die Punkte-Pyramide gibt für
jeden Tag eine bestimmte Anzahl von Punkten für die verschiedenen Lebensmittel-
gruppen vor. Oft ist es jedoch
nicht möglich, alles optimal zu
machen und jeden Tag genau
nach der Pyramide zu essen.
Das ist auch nicht notwendig.
In der Ernährung kommt es
nicht auf einen einzelnen Tag
oder auf eine einzelne Mahlzeit an, sondern darauf, dass
die Bilanz über einen längeren Zeitraum hinweg stimmt.
Daher finden Sie auf den
Seiten 39 bis 41 nicht nur eine
Tages-Pyramide, sondern jeweils 7 Tages-Pyramiden für
eine ganze Woche. Sie dürfen
die Punkte zwischen den einzelnen Tagen hin- und her-
schieben, solange am Ende
der 7 Tage alle Punkte richtig
aufgebraucht sind. Wenn
Ihnen an einem Tag also rote

Der Austausch
von Punkten
ermöglicht
Flexibilität beim
Essen.

Extra-**Punkte** fehlen, dann
können Sie sich diese von den
nächsten Tagen ausleihen,
solange dort noch genügend
vorhanden sind. Oder wenn
Sie wissen, dass Sie bei einem
Essen am kommenden
Wochenende nicht mit Ihren
gelben Fleischpunkten aus-
kommen werden, dann
können Sie in den Tagen
davor jeweils ein paar gelbe
Punkte übrig lassen und diese
für das große Essen ansparen.
Sie sollten dieses Ansparen
und Ausleihen aber immer auf
sieben Tage beschränken, da
Sie sonst leicht die Übersicht
verlieren. Und vermeiden Sie
allzu große Schwankungen.
An einem Tag gar nichts zu
essen und am nächsten Tag
dafür das Doppelte macht
keinen Sinn – auch nicht für
das Wohlbefinden.

Punkte tauschen

Die Zusammensetzung der
Punkte-Pyramide garantiert,
dass die Nahrungsauswahl
den Empfehlungen entspricht
und eine sichere Versorgung

gewährleistet. Dennoch gibt es immer wieder Situationen, in denen jemand mit der Zuordnung der Punkte zu den einzelnen Lebensmittelgruppen nicht auskommt. Beispielsweise werden für jemanden, der sich vegetarisch ernähren möchte, die Punkte in der **Fleischgruppe** immer zu viel sein. Daher können, in Grenzen, auch Punkte zwischen den einzelnen Lebensmittelgruppen getauscht werden. Dabei sollten Sie folgende Grundsätze beachten:

1. Am wenigsten Probleme gibt es, wenn Sie die Punkte zwischen den Lebensmitteln auf einer Stufe austauschen, also Obst- und Gemüse-Punkte oder Punkte für die Fleisch- und die Milchgruppe.

2. Wenn das Austauschen auf einer Stufe der Pyramide nicht ausreicht, dann ist es akzeptabel, wenn Sie Punkte mit derselben Farbe austauschen. Wer beispielsweise bei Getreideprodukten zu viele grüne Punkte übrig hat, kann diese auch gut für Obst und Gemüse verwenden. Das Aus-

Auch fleischlos essen ist mit der Pyramide möglich.

tauschen der Punkte über die Farbgrenzen hinweg sollten Sie möglichst vermeiden. Sonst gerät Ihre Ernährung leicht in eine Schieflage. Die Pyramide ist dann schnell keine Pyramide mehr, sondern wird zu einem Rechteck, das genauso viele rote wie grüne Punkte enthält.

3. Für das Abnehmen ist es am wichtigsten, dass die Gesamtzahl der Punkte beibehalten wird, sonst stimmt die Energiebilanz nicht mehr, und der Abnahmeerfolg wird gefährdet.

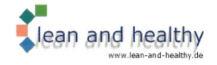

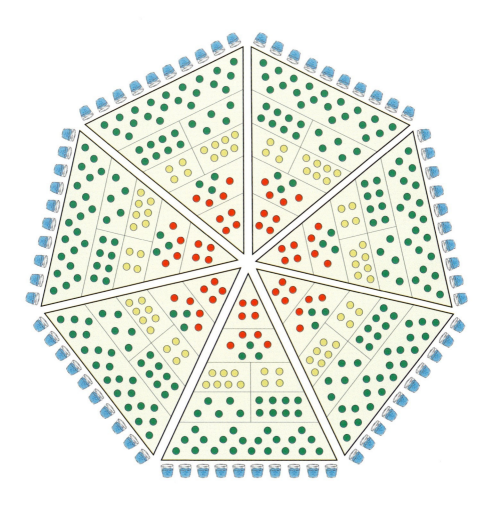

Woche

Vom _____ **bis** _____

Anfangsgewicht _____

Endgewicht _____

Wochenübersicht
Kalorienstufe 1600
(Kopiervorlage)

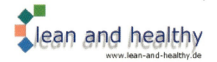

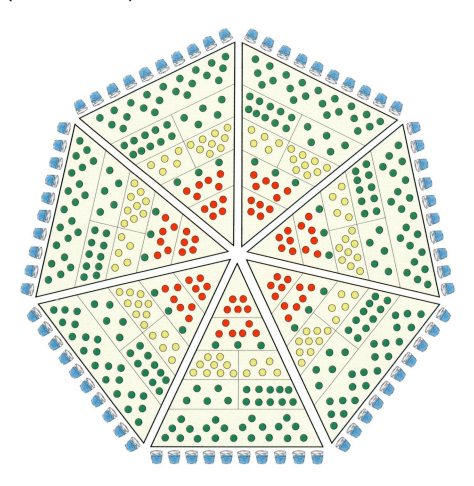

Woche

Vom _____ **bis** _____

Anfangsgewicht _____

Endgewicht _____

WOCHENÜBERSICHT
KALORIENSTUFE 2000
(KOPIERVORLAGE)

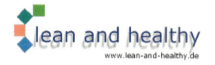

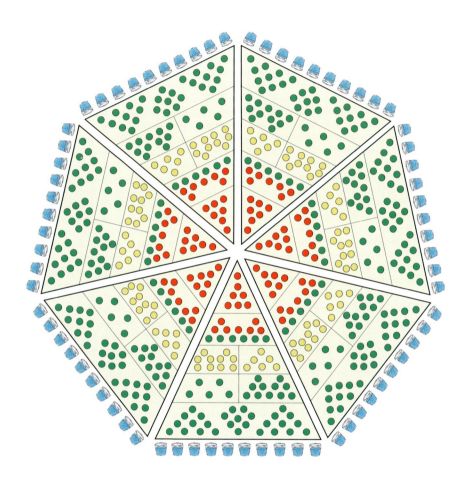

Woche

Vom _____ **bis** _____

Anfangsgewicht _____

Endgewicht _____

Auf Dauer Punkte zählen oder leben nach System?

Das Essen nach dem Pyramiden-Punkte-System soll nur für einen vorübergehenden Zeitraum der Selbstbeobachtung dienen. Es ist kaum sinnvoll, das ganze restliche Leben mit Punktezählen zu verbringen. Das Pyramiden-Punkte-System soll Ihnen helfen, über einige Wochen ein Gefühl für die richtige Auswahl, die richtige Zusammenstellung und die richtigen Mengen zu entwickeln. Deshalb kommt es auch nicht darauf an, dass alles ganz exakt und auf die Kalorie genau stimmt. Wichtig ist, dass die **Summe** stimmt und dass Ihnen die richtige Auswahl in Fleisch und Blut übergeht, so dass Sie sich das Zählen nach einigen Wochen sparen können.

Der Trainingsplan zur dauerhaft richtigen Ernährung lässt sich in mehrere Phasen einteilen:
Phase 1: Einüben. Essen Sie einige Wochen lang nach dem Pyramiden-Punkte-System, bis Sie für die meisten Speisen und Getränke die richtigen Punktzahlen

Die Energiebilanz vieler Wochen macht das Gewicht aus, nicht das einmalige über die Stränge schlagen.

ungefähr abschätzen können ohne dauernd nachzuschlagen. Dabei sollte es Ihnen gelingen, je nach Ausgangsgewicht etwa ein Kilogramm in zwei bis vier Wochen abzunehmen. Das Ziel von Phase 1 ist erreicht, wenn Sie zwei Wochen lang nach der Punkte-Pyramide gegessen haben, ohne allzu viel nachzuschlagen, und wenn Sie dabei wie gewünscht abgenommen haben.
Phase 2: Ausprobieren. Wenn Sie die erste Phase erfolgreich absolviert haben, dann versuchen Sie, das Punktezählen und Punkteabstreichen wegzulassen, behalten Sie aber Ihre neuen Ernährungsgewohnheiten so gut es geht bei. Wenn Sie merken, dass sich Ihre Gewichtsabnahme verlangsamt oder dass Sie gar wieder zunehmen, dann üben Sie nochmals das bewusste Punktezählen wie in Phase 1 (Einüben). Das Ziel von Phase 2 ist erreicht, wenn Sie die neuen Ernährungsgewohnheiten so verinnerlicht haben, dass Sie ohne genaues Punktezählen langsam weiter abnehmen und wenn Sie so Ihr Zielgewicht erreicht haben.

Phase 3: Halten und Beibehalten. Auf das Erreichen des Zielgewichts folgt ein Training, um das Gewicht zu halten. Dazu können Sie jetzt die Mengen, die Sie von den verschiedenen Lebensmittelgruppen essen, leicht erhöhen. Sie können sich dabei wieder an den Punkte-Pyramiden auf den Seiten 39 bis 41 orientieren. Mit leichten Schwankungen sollte nun Ihr Gewicht stabil bleiben. Zeichnen Sie dazu in Ihrer Gewichtskurve (siehe Seite 30) einen Bereich ein, der 1,5 Kilogramm über und 1,5 Kilogramm unter Ihrem erreichten Zielgewicht liegt (siehe Abbildung). Dieser

Ihr neues Gewicht darf in gewissen Grenzen schwanken.

Tragen Sie in die Gewichtskurve auf Seite 30 Ihr Startgewicht und die anderen Gewichtsbereiche entsprechend ein.

Bereich ist der **Zielkorridor**, in dem Ihr Gewicht liegen sollte. Wenn Sie merken, dass es diesen Zielkorridor verlässt, sollten Sie für mindestens eine Woche einen Check-up (Phase 4) durchführen. Auch wenn Ihr Gewicht stabil im Zielkorridor bleibt, können Sie alle 4 bis 6 Monate ganz bewusst einen Check-up durchführen, um zu überprüfen, ob in Ihrer Ernährung noch alles stimmt.

Phase 4: Check-up. Verwenden Sie diese Phase, wenn Sie in Phase 3 Schwierigkeiten haben oder in längeren Zeitabständen, um zu überprüfen, ob in Ihrer Ernährung noch alles

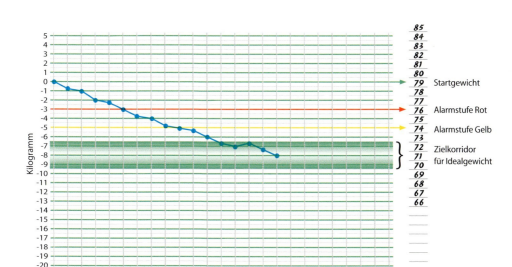

stimmt. Sie können sich diese Phase vorstellen wie die regelmäßige Jahresinspektion beim Auto. Wenn Sie dabei Probleme oder Schwierigkeiten feststellen, dann können Sie diese in Ordnung bringen, bevor größerer Schaden entsteht. Der Check-up besteht darin, dass Sie nochmals für eine Woche ganz bewusst nach dem Pyramiden-Punkte-System essen und die Punkte abstreichen. Schlagen Sie auch immer wieder einmal nach, ob Sie die Punkte immer noch richtig im Kopf haben. Verwenden Sie dazu eine Pyramiden-Stufe, mit der Sie Ihr Gewicht einigermaßen halten können. Der Check-up ist erfolgreich bestanden, wenn Sie Ihr Gewicht halten, für die meisten Lebensmittel die Punkte noch richtig zuordnen können und wenn Sie insgesamt, über die Woche gesehen, nach der Punkte-Pyramide gegessen haben. Wenn Sie Schwierigkeiten haben, sollten Sie den Check-up um weitere ein bis zwei Wochen verlängern, bis es wieder klappt. Danach geht es mit Phase 3 „Halten und Beibehalten" weiter.

Ihre Trainingsaufgabe für die nächsten Wochen

Ab Seite 39 finden Sie drei Punkte-Pyramiden. Starten Sie mit der 1 600-kcal-Pyramide. Versuchen Sie, wie oben beschrieben, mindestens eine Woche lang nach der Punkte-Pyramide zu essen. Notieren Sie Ihr Gewicht vor und nach dieser Woche.

Wenn Sie damit gut klar kommen und abnehmen, bleiben Sie dabei.

Wenn Sie in dieser Woche nicht richtig abnehmen, obwohl Sie sich relativ gut an die Punkte-Pyramide halten, können Sie es eine weitere Woche lang mit der 1 400-kcal-Pyramide versuchen. Wenn Sie mit der 1 600-kcal-Pyramide zu schnell abnehmen, oder wenn Ihnen die Mengen, die Sie dabei essen können, viel zu wenig sind, sollten Sie es probehalber eine Woche lang mit der 2 000-kcal-Pyramide versuchen. Wenn Sie damit auch abnehmen können und sich dabei wohler fühlen, dann bleiben Sie bei dieser Pyramide.

Ungefähr 500 kcal sollte man

pro Tag sparen gegenüber dem auf Seite 25 ausgerechneten Bedarf. Dann gelingt es meist, pro Woche ein halbes Kilogramm abzunehmen.

Im Internet-Trainingsprogramm lean-and-healthy wird für jeden Teilnehmer aufgrund einer persönlichen Analyse die richtige Pyramide bestimmt. Dabei gibt es auch noch weitere Pyramiden-Stufen, um besonderen Situationen gerecht zu werden.

Was tun, wenn Sie auch mit der 1 400-kcal-Pyramide nicht abnehmen?

Es kommt immer wieder vor, dass jemand sich bemüht, schon wenig isst und trotzdem nicht mehr abnimmt. Häufig sind hiervon Menschen betroffen, die schon seit langem Gewichtsprobleme haben und die immer wieder alles Mögliche versucht haben, um abzunehmen. Wenn eine Gewichtsabnahme dann zunächst erfolgreich war, macht der berüchtigte Jojo-Effekt alles wieder zunichte: Das Gewicht klettert nach der Abnahme wieder auf das Ausgangsniveau oder sogar ein wenig darüber. Jahrelang haben Wissenschaftler

Wer weniger isst als er verbraucht, nimmt ab.

versucht, dieses Phänomen damit zu erklären, dass nach einer Diät oder Gewichtsabnahme der Grundumsatz und damit der Kalorienverbrauch sinkt. Das stimmt auch, aber dieser Effekt ist nicht so ausgeprägt, wie oft gedacht wurde. Der amerikanische Ernährungsmediziner Professor Eric Ravussin hat den **Energieverbrauch** von Hunderten von Menschen in einer Stoffwechselkammer gemessen. Der absolut niedrigste Verbrauch, den er je bei einem Menschen gemessen hat, lag bei 1 259 kcal pro Tag. Das war bei einer untergewichtigen Frau, die nur 42 Kilogramm wog und die sich ohne körperliche Aktivität für 24 Stunden in der Stoffwechselkammer aufhielt. Menschen mit höherem Gewicht oder mit mehr körperlicher Aktivität verbrauchen mehr. Nach allem, was wir heute wissen, ist es unmöglich, dass jemand mit Übergewicht nicht abnimmt, wenn er oder sie nur 1 400 kcal am Tag isst.

Trotzdem kommt es immer wieder vor, dass jemand mit der 1 400-kcal-Pyramide und dem

Pyramiden-Punkte-System nicht abnimmt. Die einzige Erklärung, die dafür existiert, liegt in Problemen bei der Selbstbeobachtung. Diese Schwierigkeiten führen dazu, dass die abgestrichenen Pyramiden-Punkte nicht stimmen. Die wichtigsten Fehlerquellen bei der Selbstbeobachtung sind:

■ **Falsche Einschätzung der Lebensmittel und Rezepturen.** Alle Tabellen mit Punkten oder Kalorien enthalten nur Durchschnittswerte für Speisen und Getränke. Je nach Zubereitung kann der tatsächliche Gehalt jedoch deutlich abweichen.

■ **Falsche Einschätzung der Portionsgrößen.** Die Tabellen ab Seite 89 enthalten die Angaben für die jeweils genannte Portionsgröße. Wenn die tatsächliche gegessene Portionsgröße davon abweicht, muss der Wert entsprechend angepasst werden.

■ **Vergessen.** Es kann sehr leicht passieren, dass vergessen wird, verzehrte Lebensmittel in der Punkte-Pyramide abzustreichen, besonders, wenn die Punkte nicht sofort beim Essen abgestrichen werden, sondern erst später. Das menschliche Gedächtnis ist leider sehr unzuverlässig. Die einzige Abhilfe: die Punkte-Pyramide beim Essen dabei haben und alles sofort abstreichen beziehungsweise eintragen.

■ **Nicht bemerken.** Manchmal kommt es vor, dass Dinge nebenbei fast automatisch gegessen werden, ohne dass der Bissen, den man in den Mund gesteckt hat, überhaupt ins Bewusstsein dringt. Das passiert natürlich besonders leicht, wenn etwas nebenbei und nicht im Rahmen einer richtigen Mahlzeit bei Tisch gegessen wird. Und was nicht bewusst gegessen wird, kann auch nicht wahrgenommen werden; was nicht wahrgenommen wird, kann auch nicht aufgeschrieben und notiert werden. Hier hilft es nur, die eigene **Selbstwahrnehmung** zu trainieren. Diese unterstützen Sie am besten, indem Sie das Essen auf die regulären Mahlzeiten beschränken und diese in Ruhe, im Sitzen am Esstisch zu sich nehmen.

Bewusstes Essen hilft, zu viel essen zu vermeiden.

DIE LEBENSMITTELGRUPPEN DER PYRAMIDE

Sie essen nun nach der Punkte-Pyramide und nehmen langsam aber sicher ab. Zusätzlich bietet der zweite Teil des Buches ab hier Informationen und Problemlösungen, falls es doch noch nicht so konstant mit dem Abnehmen klappt. Vorschlag: Nehmen Sie sich jede Woche ein Kapitel vor, und folgen Sie den dort beschriebenen Trainingsaufgaben.

Die Ernährungspyramide und die Punkte-Pyramide unterscheiden verschiedene Lebensmittel und geben Ihnen einen Anhaltspunkt, wie viel Sie von jeder Lebensmittelgruppe essen können. Doch auch innerhalb der einzelnen Gruppen gibt es Unterschiede, die zu kennen sich lohnt.

Brot, Kartoffeln, Nudeln und Reis

Diese Lebensmittelgruppe beinhaltet verschiedene Getreideprodukte und Kartoffeln. Der wichtigste Nährstoff, den diese Lebensmittel liefern, sind Kohlenhydrate. Kohlenhydrate dienen dem Körper als wichtige Energiequelle, und nach den Empfehlungen der wissenschaftlichen Fachgesellschaften sollte über die Hälfte aller Kalorien, die wir zu uns nehmen, aus Kohlenhydraten bestehen. Das ist eigentlich nur vernünftig zu schaffen, wenn Sie häufig Getreideprodukte und Kartoffeln essen.

Um diese Lebensmittelgruppe gab es schon früher Missverständnisse und heiße Glaubenskämpfe, denn Kohlenhydrate waren als Dickmacher verschrien. Dann kam eine Zeit, in der sehr undifferenziert gesagt wurde, Kohlenhydrate sind keine Dickmacher, sondern Fitmacher. Nun schwingt das Pendel der Geschichte wieder in die andere Richtung. Erneut stehen die Kohlenhydrate im Verdacht, an Gewichtsproblemen schuld zu sein, da sie eine Insulinausschüttung begünstigen. Die Insulinausschüttung blockiert den Fettabbau und könnte zudem dazu führen, dass schnell wieder Hunger entsteht. Viele dieser verschiedenen Meinungen kann man dann verstehen und leicht unter einen Hut bringen, wenn man bei Getreideprodukten und Kartoffeln die unterschiedliche Qualität und Zubereitungsart beachtet.

Getreideprodukte, also Brot, Brötchen, Nudeln und verschiedene Reissorten, können sich darin unterscheiden, wie viel von der Randschicht des Getreidekorns noch im Endprodukt enthalten ist. Ist das ganze Korn mit seiner Randschicht enthalten, spricht man von Vollkornprodukten. Vollkornprodukte haben im Vergleich zu stärker ausgemahlenen Getreideprodukten einen wesentlich höheren Gehalt an Ballaststoffen, Vitaminen und Mineralstoffen.

Besonders beeindruckend ist der Unterschied bei den Ballaststoffen. Deren höherer Anteil in Vollkornprodukten

In den Randschichten von Getreide steckt viel Gutes.

bewirkt einen langsameren Blutzuckeranstieg und damit eine geringere Insulinausschüttung als bei vergleichbaren Nichtvollkornprodukten. Entsprechend haben Vollkornprodukte auch einen niedrigeren glykämischen Index. Und damit ergibt sich eine ganz wichtige Schlussfolgerung im Hinblick auf Getreide und Getreideprodukte: Vollkornprodukte sind eindeutig günstiger und empfehlenswerter als Nicht-Vollkornprodukte. Aber das ist – ganz ehrlich – eigentlich keine bahnbrechend neue Erkenntnis.

Der zweite wichtige Unterschied bei verschiedenen Getreide- und Kartoffelprodukten liegt in der Zubereitung und dem Fettgehalt. Kartoffeln in Form von Pellkartoffeln oder Salzkartoffeln sind das eine, Kartoffeln in Form von Pommes frites oder gar in Form von Kartoffelchips sind das andere. Hier gilt ganz klar: Bevorzugen Sie fettarme Varianten. Denn je geringer der Fettgehalt, umso geringer

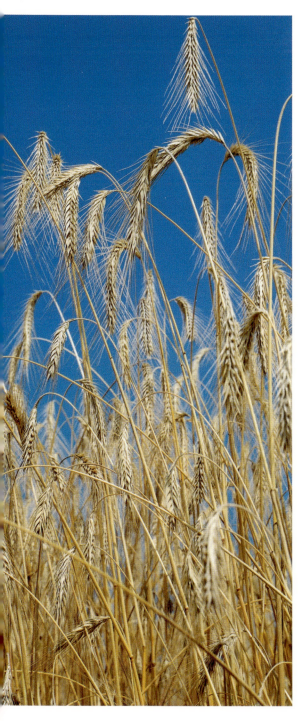

wird der Kaloriengehalt einer vergleichbaren Menge sein. Dieses Prinzip stimmt auch für Getreideprodukte. Mit Sicherheit werden Sie sich nach einer Scheibe Vollkornbrot (60 Gramm, 112 kcal und 1 Gramm Fett) genauso oder mehr gesättigt fühlen wie nach einem Croissant (50 Gramm, 250 kcal und knapp 17 Gramm Fett). Sie haben mengenmäßig sogar mehr gegessen, aber nur die Hälfte der Kalorien und nur einen Bruchteil des Fettes. Wenn man hier übrigens nur auf den glykämischen Index achtet, kommen geradezu absurde Ergebnisse heraus. Dann wäre es nämlich günstiger, wenn Sie sich nur von Kartoffelchips anstelle von Salzkartoffeln ernähren. Auch wenn es vielleicht schön wäre: Es gibt keine Studie oder Untersuchung, die zeigt, dass das wirklich funktioniert. Also achten Sie bei Getreideprodukten nach Möglichkeit darauf, Vollkornprodukte zu bevorzugen, und berücksichtigen Sie bei Getreide- und

Kartoffelgerichten auch den Fettanteil bei der Zubereitung.

Obst und Gemüse

Obst und Gemüse sollen reichlich verzehrt werden. Auch Nüsse, Samen und Hülsenfrüchte zählen zu diesen beiden Gruppen. Gemüse weist ein besonders breites Spektrum an wertvollen Schutz- und Inhaltsstoffen auf. Aber jede Sorte bringt andere Substanzen mit sich. Vermutlich zeigt gerade die Kombination der verschiedenen Stoffe besondere Wirkungen. Daher sollten Sie sich nicht nur auf einige wenige Sorten festlegen. Je reichhaltiger und abwechslungsreicher Ihr Spektrum in diesen beiden Gruppen ist, desto besser. Eine einfache Gedächtnisstütze für den richtigen Obst- und Gemüseverzehr ist die Regel „5 am Tag". Sie sollten pro Tag fünf Portionen Obst oder Gemüse verzehren, nach Möglichkeit auch unterschiedliche Sorten. Das hört sich vielleicht schwierig an, aber bei genauem Nachdenken und richtiger Planung lässt sich das durchaus einfach verwirklichen: ein Stück Obst zum Frühstück und zum Mittagessen Gemüse und einen Salat (Portion 2 und 3); zum Abendessen noch Tomaten, Gurken oder Radieschen macht die vierte Portion. Wenn Sie dann noch im Lauf des Tages ein Glas Obst- oder Gemüsesaft trinken, haben Sie schon alle 5 Portionen geschafft. Essen Sie einen Teil des Gemüses roh und einen Teil erhitzt. Manche **sekundären Pflanzenstoffe** sind empfindlich gegen Hitze und können nur in Form von Rohkost aufgenommen werden. Andere wiederum verwertet der Organismus in gekochter oder mechanisch aufbereiteter Form am besten. Ein Glas Saft ist also durchaus empfehlenswert, zum Beispiel Tomaten- und Karottensaft. Säfte eignen sich ganz besonders als Ergänzung des Speiseplans im Winter.
Viele der wertvollen Substanzen finden sich in den Rand-

Sekundäre Pflanzenstoffe helfen dem Körper, gesund zu bleiben.

schichten von Obst und Gemüse. Daher sollten Sie nicht alles einfach schälen. Eine Zeit lang wurde dieses Vorgehen empfohlen, um möglicherweise an der Oberfläche haftende Schadstoffe zu entfernen. Das ist nicht nötig. Gründliches Reinigen und Abreiben mit dem Tuch entfernt die Schadstoffe ebenfalls, und die Schale mit ihren wertvollen Inhaltsstoffen bleibt erhalten.

Manchmal wird als Argument gegen einen höheren Gemüseverzehr die mögliche Schadstoffbelastung vorgebracht, mit besonderem Augenmerk auf Nitrat. Es stimmt zwar, dass die Nitrataufnahme durch hohen Gemüseverzehr steigen kann, allerdings überwiegen eindeutig die Vorteile eines reichlichen Gemüseverzehrs. Besonders auch, wenn man biologisch angebaute sowie saisonale Sorten bevorzugt. Wenn Sie weniger Nitrate essen wollen, dann gönnen Sie sich Gemüse, und achten Sie lieber auf die Zusatzstoffe bei Wurst und Käse.

Purine tragen zur Entstehung von Gichtanfällen bei.

Tierische Lebensmittel: Milch und Milchprodukte, Fisch, Fleisch und Eier

Tierische Lebensmittel haben ein doppeltes Gesicht: Einerseits liefern sie hochwertiges Eiweiß sowie einige Vitamine und Mineralstoffe. Andererseits enthalten sie oft viel Fett, das sich vor allem aus den so genannten gesättigten Fettsäuren, Cholesterin und zum Teil auch aus **Purinen** zusammensetzt. Ein Gemisch, das sich in großen Mengen negativ auf die Gesundheit und das Gewicht auswirkt. Weil Fett als Geschmacksträger wirkt, werden fettreiche tierische Produkte aber oft als besonders schmackhaft empfunden und können so leicht zu Gewichtsproblemen beitragen.

Milch und Milchprodukte

Milch und Milchprodukte liefern viel Calcium, das vor allem für den Knochenum- und -aufbau wichtig ist. Ein Mangel an diesem Mineralstoff bleibt in jungen Jahren oft unbemerkt, erhöht aber im weiteren Leben das Risiko, an Osteoporose zu erkranken. Diese Knochenkrankheit trifft vor allem Frauen nach den Wechseljahren. Die Dichte der Knochen nimmt dabei ab, wodurch die Gefahr steigt, sich etwas zu brechen. Bei der Osteoporose-Entstehung spielen verschiedene Faktoren eine Rolle. Im Jugendalter baut der Organismus die Knochenmasse bis zu einer maximalen Dichte auf. Mit zunehmendem Alter nimmt diese dann kontinuierlich ab. Dabei spielen hormonelle Veränderungen eine wichtige Rolle. Der Abbau der Knochendichte kann aber auch durch Bewegung und eine ausreichend hohe Calciumzufuhr verlangsamt werden. Milch und Milchprodukte enthalten meist viel Fett, ein hoher Konsum – für starke Knochen günstig – kann sich deshalb negativ auf das Körpergewicht auswirken.

Eine Alternative bieten fettarme beziehungsweise fettreduzierte Milchprodukte, die zudem meist auch nicht schlechter schmecken. Mit dem Verzehr dieser Produkte gelingt es, das Knochenkonto im Plus und die Energiebilanz im Gleichgewicht zu halten. Käse nimmt als Milchprodukt einen wichtigen Stellenwert in der Ernährung ein. Aber auch hier sind die meisten Sorten recht fett- und kalorienreich.

Das Sortiment an fettarmen Alternativen ist in den letzten Jahren aber so gewachsen, dass wohl fast jeder etwas findet, das seinem Geschmack entspricht. Als Faustregel kann man sagen, dass ein niedriger **Fettgehalt** bei höherer Wassermenge weniger auffällt als bei niedrigem Wassergehalt. Im Klartext: Bei Frischkäse ist der Unterschied kaum zu schmecken, bei Schnitt- und Hartkäse schon eher. Da sollten Sie verschiedene Sorten ausprobieren. Finden Sie heraus, was Ihnen schmeckt! Schreiben Sie sich die Sorten auf, die Sie gut fanden. Und denken Sie daran, dass es nicht um Perfektion geht. Wenn Sie Ihr Verhalten nur

Bei Käse und Milchprodukten bedeuten: **Magerstufe** *< 10% Fett in der Trockenmasse (F.i.Tr.),* **Halbfettstufe** *20% F.i.Tr.,* **Dreiviertelfettstufe** *30% F.i.Tr.,* **Fettstufe** *40% F.i.Tr.,* **Vollfettstufe** *45% F.i.Tr.,* **Rahmstufe** *50% F.i.Tr.,* **Doppelrahmstufe** *60 bis 80% F.i.Tr.*

um eine Kleinigkeit verbessern, haben Sie schon einen Erfolg zu verbuchen. Ihre gute Ernährung bricht nicht zusammen, wenn Sie dem fettreicheren Käse nicht widerstehen konnten. Wichtig ist, dass die Bilanz stimmt.

Wenn Sie gerne „normalen" beziehungsweise fettreicheren Käse essen wollen, nehmen Sie eine dicke Scheibe Brot, und verzichten Sie auf Streichfett. Auch damit liegen Sie richtig! Eine Scheibe Käse der Vollfettstufe mit 30 g und 100 g Vollkornbrot haben zusammen rund 300 Kalorien, und nur 29 Prozent davon sind Fett. Das ist eine optimale Kombination zum erfolgreichen Gewichtsmanagement.

Fisch, Fleisch, Wurst und Eier

Auch diese Lebensmittel spielen eine wichtige Rolle in der Ernährung. Wie immer hängt ihr Nutzen an der richtigen Auswahl und der richtigen Menge.

Fisch sollte auf jeden Fall regelmäßig auf Ihrem Speiseplan stehen. Ein- bis zweimal pro Woche sind empfehlenswert. Dann muss und soll es nicht einmal unbedingt eine fettarme Fischsorte sein. Gerade fettreiche Seefische wie Makrele, Hering oder Wildlachs sind reich an den berühmten Omega-3-Fettsäuren, die das Herz-Kreislauf-System schützen und auch sonst positiv im Körper wirken.

Fleisch darf ebenfalls ein- bis zweimal pro Woche auf Ihrem Speiseplan stehen. Sie haben richtig gelesen, ein- bis zweimal. Sonst reichen Ihre gelben Punkte für Fisch, Fleisch und Wurst kaum aus. So wie die Menschen früher gegessen haben, war es eigentlich optimal. Versuchen Sie, Ihre Ernährung dahingehend zu verändern. An ein bis zwei Tagen pro Woche Fisch, an ein bis zwei Tagen Fleisch und an den anderen Tagen nach Möglichkeit fleischfreie Hauptgerichte, sei es Pasta (Nudeln), sei es Reis, eine Eierspeise oder ein **süßes Hauptgericht**. Natürlich können Sie bei Fleisch und besonders bei Wurst und Fleischprodukten

Auf die Geschmacksrichtung „süß" brauchen Sie nicht zu verzichten.

auf den Fettgehalt achten. Oft wird bei fettarmen Wurstsorten der Fettanteil zum Teil durch hochwertiges Muskelfleisch ersetzt. Wenn das der Fall ist, haben Sie eine wertvolle und schmackhafte Alternative. Auch Fett bei der Zubereitung, sei es beim Braten oder als „Schmiere" auf dem Brot, fällt bei diesen Produkten ins Gewicht. Hier können Sie eine Menge überflüssiges Fett und überflüssige Kalorien einsparen. Aber letztlich kommt es bei Fleisch und Wurst auf die richtige und sinnvolle Kombination an: nicht zu viel und nicht zu fett.

Extras

Die Extras spielen beim Abnehmen eine wichtige Rolle. Viele haben damit ihre Probleme, aber keiner kann dauerhaft darauf verzichten. Deshalb nehmen solche Lebensmittel einen festen Platz in der Pyramide ein. Auf diese Lebensmittel wird in den folgenden Kapiteln immer wieder zurückgegriffen, zum Beispiel, wenn es um die richtige Kontrolle des Essverhaltens geht oder um Heißhunger und Kontrollverlust. Dabei spielen die Extras eine Schlüsselrolle.

Fette

Fett trägt erheblich zur Überernährung und zu Gewichtsproblemen bei. Daher sollte die Fettzufuhr insgesamt begrenzt werden, wie es mit Hilfe des Pyramiden-Punkte-Systems automatisch geschieht.
Einen wichtigen Beitrag zum gesamten Fettverzehr leisten die Streich- und Kochfette, also Butter oder Margarine, Schmalz und Öle. Sie machen fast ein Drittel des gesamten Fettverzehrs aus.

Es wäre aber falsch, Fette pauschal zu verurteilen oder sie gänzlich zu vermeiden. Im Gegenteil, Fette leisten wichtige Dienste in der Zubereitung von Essen, und die richtigen Fette haben eine wichtige Funktion für den Organismus. Der Wert für die Gesundheit hängt beim Fett von dessen chemischer Struktur ab.

Man unterscheidet hier die so genannten gesättigten Fettsäuren, die einfach ungesättigten Fettsäuren EUFS und die mehrfach ungesättigten Fettsäuren MUFS. Die MUFS wiederum gliedern sich in Omega-6- und Omega-3-Fettsäuren.

Im Allgemeinen verzehren wir zu viele gesättigte Fettsäuren und zu wenig von den einfach und mehrfach ungesättigten, die vor allem in Pflanzenölen vorkommen. Die einfach ungesättigten Fettsäuren finden sich besonders in Oliven- und Rapsöl. Diese Öle können Sie zum Braten oder für Salate benutzen. Die mehrfach ungesättigten Fettsäuren finden Sie zum Beispiel in Sonnenblumenöl, Maiskeimöl, Leinöl oder Walnussöl. Öle mit einem hohen Gehalt an MUFS sollten Sie nicht zum Braten benutzen, da durch das Erhitzen die chemische Struktur der MUFS ungünstig verändert werden kann.

Viel Fett können Sie sich sparen, wenn Sie unter fettreichem **Brotbelag** wie Käse

Versuchen Sie statt Butter doch mal Tomatenmark, Quark oder pflanzliche Pasteten als Brotaufstrich.

oder Wurst auf Streichfett, also auf Butter oder Margarine, verzichten. Das ist am Anfang vielleicht gewöhnungsbedürftig, fällt aber geschmacklich kaum auf. Und anstelle einer Scheibe Brot mit Butter oder Margarine können Sie dann zwei Scheiben Brot ohne Streichfett essen. Beides hat rund 200 Kalorien, aber zwei Scheiben Brot sättigen sicherlich besser als eine mit Streichfett.

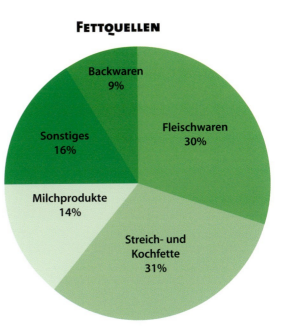

FETTQUELLEN

Backwaren 9%

Fleischwaren 30%

Sonstiges 16%

Milchprodukte 14%

Streich- und Kochfette 31%

Sich selbst kontrollieren ohne Stress

In einer Umwelt, in der es Nahrung im Überfluss gibt, können die wenigsten Menschen ein vernünftiges Gewicht halten, ohne auf ihr Essverhalten zu achten. Einfach spontan zu essen und sich auf die eigenen Hunger-, Appetit- und Sättigungsgefühle zu verlassen, funktioniert bei den wenigsten. Und mit zunehmendem Alter ist auf eine solche automatische Steuerung noch weniger Verlass. Wenn jemand sein Essverhalten mehr oder weniger mit dem Kopf steuert, wird das als „kognitive Kontrolle des Essverhaltens" oder auch als **„gezügeltes Essverhalten"** bezeichnet. Doch gezügeltes Essen und die Steuerung des Essverhaltens durch den Kopf haben nicht nur gute Seiten. Falsch gemacht, kann gezügeltes Essverhalten zu Problemen führen: Heißhunger, vermehrtes Essen bei Stress oder emotionalem Unbehagen und vermehrte Anfälligkeit gegenüber alltäglichen Verlockun-

Verbote verlocken dazu, sie zu brechen.

gen sind dann die Folge. Das Essverhalten kann immer chaotischer werden und in einer richtigen Essstörung münden. Es hat sich gezeigt, dass sich eine ungünstige und eine günstige Art, sein Essverhalten zu kontrollieren und zu zügeln, leicht unterscheiden lassen. Probleme bringt die strenge oder rigide Kontrolle des Essverhaltens, dauerhaften Erfolg verspricht die flexible Kontrolle.

Strenge oder rigide Kontrolle

Für die rigide Kontrolle existieren zwei Hauptmerkmale: das Alles-oder-Nichts-Prinzip und die zeitliche Begrenzung.

Das Alles-oder-Nichts-Prinzip

Immer, wenn Sie bezogen auf Ihr Essverhalten versuchen, etwas ganz oder gar nicht zu tun, spricht das für eine rigide Kontrolle. Typische Beispiele sind:

- Ab morgen nie mehr Schokolade!
- Ich esse nur noch fettarme Speisen!
- Je radikaler die Diät, desto besser!

Kein Mensch kann solche Vorsätze auf Dauer durchhalten. Gerade die Nichts-Vorsätze haben den Charakter von Verboten, die dazu einladen, gebrochen oder umgangen zu werden. Je intensiver Sie sich etwas verbieten, desto verlockender wird Ihnen das Verbotene erscheinen. Im Volksmund heißt es zu Recht: „Die süßesten Früchte sind die verbotenen Früchte." Der Vorsatz „nie mehr Schokolade" wird im Regelfall genau drei Tage durchgehalten. Danach wird die Verlockung zu groß, der Verzicht scheinbar unzumutbar. Das Nichts-Prinzip, keine Schokolade, wird durch das Alles-Prinzip abgelöst, es wird alles an Schokolade gegessen, was greifbar ist. Aus dem Alles-oder-Nichts-Prinzip resultiert also ein Wechsel von einem Extrem in das andere.

Die zeitliche Begrenzung:
Gerade radikale Maßnahmen können nur über eine begrenzte Zeit durchgehalten werden. Und so gehört zur rigiden Kontrolle oft, dass sich das Bemühen um kontrolliertes Ess- und Bewegungsverhalten auf einen bestimmten Zeitraum beschränkt.

Typische Beispiele für rigide Kontrolle sind:
- Vier Wochen Diät – aber danach muss dann auch Schluss sein!
- Ein paar Wochen halte ich das durch!
- Ein paar Wochen Diät – und danach esse ich wieder normal!

Immer, wenn die Kontrolle des Körpergewichts oder des Essverhaltens nur über einen bestimmten Zeitraum stattfinden soll, ist eigentlich programmiert, dass es danach „unkontrolliert" weitergeht. Und mit der Rückkehr zum alten Ess- und Bewegungsverhalten kehren die alten Gewichtsprobleme wieder.

Die Folgen rigider Kontrolle

Die Anwendung rigider Kontrolle bleibt nicht ohne Auswirkungen. Zum einen zeigen wissenschaftliche Studien, dass es Menschen unter rigider Kontrolle kaum gelingt, ihr Gewicht dauerhaft zu reduzieren. Bestenfalls kurzfristige Erfolge lassen sich verbuchen, danach geht es wieder Aufwärts mit den Pfunden.

Rigide Kontrolle führt aber auch zu weitergehenden Problemen. Das Essverhalten wird anfällig gegenüber Stress, negativen Gefühlen und verlockenden Anreizen aus der Umwelt. Die kleinsten Kleinigkeiten führen zum Aufgeben und Zusammenbruch der Kontrolle, stattdessen steigt die Essmenge an. Und wenn erst einmal etwas „Verbotenes" gegessen wurde oder auch eine zu große Menge von etwas „Erlaubtem", dann wird das Alles-oder-Nichts-Prinzip in den Gedanken „jetzt ist es eh egal" übersetzt, und die strenge Zurückhaltung weicht hemmungslosem Verzehr. Gerade Lebensmittel, die man sich verboten und verkniffen hat, werden dann zwar gegessen, aber mit schlechtem Gewissen und daher ohne Genuss und Befriedigung. Durch Verbote und drastische Einschränkungen entsteht letztlich Heißhunger, der sich, lange genug aufgestaut, in regelrechten Essanfällen entlädt. Rigide Kontrolle des Essverhaltens gilt heute als die wichtigste Ursache für Essstörungen.

Strenge Kontrolle begünstigt Essstörungen.

Flexible Kontrolle

Das Gegenstück zur rigiden Kontrolle wird als flexible Kontrolle des Essverhaltens bezeichnet. Flexible Kontrolle hat mehrere Eigenschaften.

Es gibt keine Verbote

Bei der flexiblen Kontrolle gibt es keine verbotenen Lebensmittel. Das einzige Verbot lautet: „Alle Verbote sind verboten!" Das heißt im Klartext: Sie dürfen (und sollen) alles essen und trinken, worauf Sie Lust haben. Einzig und allein die Menge macht's! Anstelle von „Alles-oder-Nichts" könnte man dieses Prinzip als „Mehr-oder-Weniger" bezeichnen. Von manchen Lebensmitteln, also denen, die oben in der Pyramide stehen, muss weniger gegessen werden, von denen, die unten angeordnet sind, mehr. Das bedeutet, dass im Allgemeinen fettarme und kalorienarme Speisen den Vorzug bekommen. Aber auch die anderen Dinge, wie Extras, dürfen gegessen und genossen werden.

Ausgleichen

Ein wichtiger Gedanke der **flexiblen Kontrolle** besagt, dass nicht alle Tage und schon gar nicht alle Mahlzeiten einander gleichen müssen. Sie müssen sich nicht jeden Tag und schon gar nicht bei jeder Mahlzeit optimal ernähren. Wahrscheinlich geht das auch gar nicht, weil die Lebensmittel sehr verschieden sind und erst die richtige Kombination zu dem führt, was man als ausgewogene und ab-

Auch bei der flexiblen Kontrolle gibt es Regeln – aber sie lassen Freiheiten.

wechslungsreiche Ernährung bezeichnet. Es zählt nur, dass die Ernährung im Durchschnitt eines längeren Zeitraums, zum Beispiel einer Woche oder gar eines Monats, stimmt. So können Sie ohne Probleme bei bestimmten Gelegenheiten auch einmal etwas mehr oder fett- und kalorienreicher essen, wenn Sie dies bei anderen Gelegenheiten entsprechend ausgleichen.

Dauerhafte Perspektive

Das dritte Kennzeichen von flexibler Kontrolle ist, dass die Kontrolle des Essverhaltens und damit des Körpergewichts nicht als etwas vorübergehendes und zeitlich begrenztes verstanden wird, sondern als etwas, das langfristig, letztendlich sogar lebenslang, durchgeführt werden muss.

Die Folgen flexibler Kontrolle

In verschiedenen Studien hat sich gezeigt, dass Menschen, die ihr Essverhalten flexibel kontrollieren, tatsächlich in der Lage sind, diese Kontrolle längerfristig aufrechtzuerhalten. Auf lange Sicht gelingt es ihnen, nicht nur abzunehmen, sondern das neue Gewicht auch zu halten. Und zusätzlich scheint die flexible Kontrolle vor Essstörungen zu schützen. Im modernen Schlaraffenland bedeutet unkontrolliertes Essverhalten für die meisten Menschen Gewichtsprobleme, rigide Kontrolle führt zu Essstörungen. Die einzig sinnvolle Überlebensstrategie heißt flexible Kontrolle.

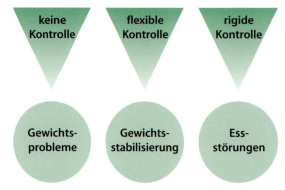

Trainingsaufgabe 1: Erstellen Sie Ihre Schwarze Liste

Überlegen Sie, welche Lebensmittel Sie sich normalerweise verbieten, das heißt, Sie versuchen, diese Lebensmittel normalerweise gar nicht zu essen, und wenn Sie sie essen, dann eher mit schlechtem Gewissen oder zu viel davon. Notieren Sie diese „Problem-Lebensmittel" in Spalte 1 der Schwarzen Liste auf Seite 61.

Trainingsaufgabe 2: Arbeiten Sie Ihre Schwarze Liste ab

1. Gehen Sie jede Position auf der Schwarzen Liste durch, und überlegen Sie, welche Menge jeweils einer kleinen Portion entspricht und wie viele Extrapunkte Sie dafür veranschlagen müssen.

2. Schreiben Sie in Spalte 4, wie schwer es Ihnen fallen würde, die entsprechende Portion des Lebensmittels zu essen und dann einfach aufzuhören. Verwenden Sie dazu Prozentzahlen von 0 bis 100. Null bedeutet: überhaupt nicht schwer, 100 bedeutet:

schwerer geht es nicht. Benutzen Sie die Zahlen dazwischen zur Abstufung.

3. Nehmen Sie sich an jedem zweiten oder dritten Tag ein Lebensmittel aus der Schwarzen Liste vor, je nachdem, wie viele Punkte die Portion hat und wie viele Tage Sie brauchen, um die Punkte sinnvoll unterzubringen. Fangen Sie mit dem Lebensmittel an, bei dem Ihnen die flexible Kontrolle am leichtesten fällt. Essen Sie die gewählte Menge und vor allem: Genießen Sie sie! Denken Sie daran, dass Sie diese Portion mit gutem Gewissen essen dürfen, erstens, weil Sie die Punkte kontrollieren, und zweitens, weil Sie im Rahmen dieser Trainingsaufgabe die Portion essen und genießen sollen.

4. Wenn Sie den Eindruck haben, dass es Ihnen gelingt, die gewählte Portion eines Lebensmittels auf der Schwarzen Liste ohne Probleme und mit Genuss zu essen und sich dabei auch auf die gewählte Portionsgröße zu beschränken, dann haken Sie diese Lebensmittel in Spalte 5 ab. Arbeiten Sie Ihre gesamte Schwarze Liste von leicht nach schwer durch, bis Sie alle Problemlebensmittel erfolgreich bewältigt haben.

SCHWARZE LISTE DER PROBLEMLEBENSMITTEL

1	2	3	4	5
Lebensmittel	Kleine Portion	Anzahl Punkte	Wie schwer? 0 % - 100 %	Erledigt?

Bewegung in den Alltag bringen

Das richtige Essverhalten und die richtige Ernährung sind zwei wichtige Bausteine zum Abnehmen. Aber ohne Bewegung und körperliche Aktivität bleibt ein erfolgreiches Abnehmprogramm unvollständig.

Mit zunehmendem Alter kommt es zu einem natürlichen Abbau der Muskelmasse. Dies zieht einen Verlust von Kraft und Fitness nach sich, aber auch der Gesamtenergieumsatz vermindert sich. Bei einer Gewichtsabnahme, die lediglich durch die Veränderung des Ess- und Ernährungsverhaltens erfolgt, wird nicht nur Fett abgebaut, sondern zusätzlich auch immer Muskelmasse. Körperliche Aktivität und Sport sind die einzige Möglichkeit, diesen Verlust zu verhindern. Es gibt zwei wichtige Bereiche, in denen Sie Ihre körperliche Aktivität überprüfen und möglicherweise verbessern können: Alltagsaktivitäten und Sport.

Aktiv warten

Starten Sie Ihr Bewegungsprogramm damit, dass Sie Ihre Alltagsaktivitäten, also Bewegung und körperliche Aktivität, in alltäglichen Situationen steigern. Vielleicht können Sie den Weg zum Einkauf oder zur Arbeit zumindest zum Teil zu Fuß oder mit dem Fahrrad zurücklegen. Wenn Sie mit dem Auto irgendwo hinfahren müssen, dann parken Sie ein paar Meter vom Ziel entfernt und gehen die restlichen Schritte zu Fuß. Oder starten Sie mit regelmäßigen Spaziergängen oder Fahrradfahrten. Zu den Alltagsaktivitäten gehört auch, Rolltreppen und Fahrstühle eher links liegen zu lassen und die Treppe zu nehmen.

Als zweites Element können Sie daran arbeiten, Zeiten der Inaktivität zu verringern, beispielsweise Wartezeiten beim Arzt oder beim Friseur. Fragen Sie nach, wie lange die Wartezeit voraussichtlich beträgt, und nutzen Sie die Spanne für einen Spaziergang. Und überprüfen Sie einmal, wie es bei Ihnen mit dem Bewegungskiller Nummer 1 aussieht, dem Fernsehen. Nutzen Sie doch einen Teil der Zeit, die Sie bisher inaktiv vor dem Fernseher verbringen, für mehr Bewegung.

Bevor Sie an aktive Veränderungen in Ihrem Bewegungsverhalten gehen, sollten Sie auch hier Ihre Ausgangslage erst einmal prüfen, indem Sie sich selbst beobachten. Führen Sie dazu eine Woche lang ein Bewegungstage-

Auf dem Hometrainer radeln und dabei Fernsehen – eine Bewegungsmethode für TV-Süchtige.

buch. Tragen Sie unter Alltagsaktivitäten alle bewussten körperlichen Aktivitäten mit der Zeitdauer ein. Unter Inaktivität tragen Sie die Zeiten ein, in denen Sie nur „herumsitzen", ohne zu arbeiten, vor allem Wartezeiten und Zeiten vor dem **Fernseher**. Bei Sport tragen Sie bitte ein, ob und wie lange Sie ihn betrieben haben.

Versuchen Sie, Alltagsaktivitäten und Sport schrittweise zu steigern und die Zeiten Ihrer Inaktivität zu vermindern. Überlegen Sie, wie Sie die gewonnene Zeit sinnvoll nutzen können.

BEWEGUNGSTAGEBUCH

Montag	Dienstag	Mittwoch	Donnerstag	Freitag	Samstag	Sonntag
Alltags-aktivitäten	Alltags-aktivitäten	Alltags-aktivitäten	Alltags-aktivitäten	Alltags-aktivitäten	Alltags-aktivitäten	Alltags-aktivitäten
Inaktivität	Inaktivität	Inaktivität	Inaktivität	Inaktivität	Inaktivität	Inaktivität
Sport	Sport	Sport	Sport	Sport	Sport	Sport

Schritte zählen

Ein Schrittzähler hilft, das Ausmaß der eigenen Alltagsaktivitäten zu kontrollieren. Sie bekommen diese kleinen Kästchen im Sportgeschäft oder in der Sportabteilung des Kaufhauses, manchmal auch im Sonderangebot im Supermarkt. Schrittzähler werden morgens auf Null gestellt und am Gürtel befestigt oder in die Tasche gesteckt. Sie zählen jede Erschütterung, die durch einen Schritt verursacht sein könnte. Sie sollten keine übertriebenen Vorstellungen von der Genauigkeit dieser Zähler haben, aber am Abend können Sie ungefähr ablesen, ob bei Ihnen im Lauf des Tages nur 1 000 oder 2 000 Schritte und mehr zusammengekommen sind. Notieren Sie Ihre Tageswerte auf einem Blatt Papier, und versuchen Sie, diese von Woche zu Woche ein wenig zu steigern.

Das Sport-Programm

Sind Sie fit genug, um etwa eine halbe Stunde spazieren zu gehen, ohne dabei körperliche Beschwerden zu bekommen? Dann spricht wahrscheinlich nichts dagegen, wenn Sie damit beginnen, Sport zu treiben – falls Sie es nicht schon längst tun.

In wissenschaftlichen Studien hat sich gezeigt, dass bereits körperliche Aktivität, die einem zusätzlichen Energieverbrauch von etwa 1 000 kcal pro Woche entspricht, mit positiven gesundheitlichen Effekten verbunden ist. Wenn wöchentlich rund 2 000 kcal zusätzlich durch Sport verbraucht wurden, ging die Zahl der Herzinfarkte deutlich zurück. Wie viel Energie Sie durch Sport und Bewegung verbrauchen, hängt von vielen Faktoren ab. Natürlich spielt die Intensität, mit der ein Sport betrieben wird, eine wichtige Rolle. Ein **Radrennfahrer** verbraucht während eines Rennens wesentlich mehr Kalorien als ein Freizeitsportler bei seinem normalen Training. Auch das Gewicht, der Trainingszustand und die Körperzusammensetzung

Sie müssen keinen Leistungssport betreiben, um Ihren Körper in Schwung zu bringen.

spielen hierbei ein Rolle. Die nachfolgende Übersicht gibt einen groben Überblick über den Energieverbrauch bei verschiedenen Aktivitäten, ohne all diese feinen Unterschiede zu berücksichtigen.

ENERGIEVERBRAUCH BEI SPORT UND BEWEGUNG

Aktivität mit niedriger Intensität

zum Beispiel Spazieren gehen, Handwerken, Gartenarbeit, Tanzen: 200 bis 300 kcal pro Stunde.

Aktivität mit mittlerer Intensität

zum Beispiel Walking, Inline-Skating, Ballsport, Radfahren, Schwimmen: 350 bis 450 kcal pro Stunde.

Aktivität mit hoher Intensität

zum Beispiel Joggen, Konditionstraining, Rudern: 500 bis 600 kcal pro Stunde.

Für Anfänger

Wenn Sie bislang noch kaum sportlich aktiv waren oder nur sehr unregelmäßig, sollten Sie zur Sicherheit mit Ihrem Arzt besprechen, ob es aus gesundheitlicher Sicht etwas gibt, was gegen einen **Ausdauersport** spricht, beziehungsweise, ob Sie dabei auf

Ausdauersport trainiert das Herz-Kreislauf-System und regt zudem die Fettverbrennung an.

etwas Besonderes achten müssen. Gerade zu Beginn ist es sehr wichtig, dass Sie sich nicht überfordern. Ihr Puls sollte während des Trainings nicht schneller sein als der Trainingsbereich, den Sie mit Hilfe der Angaben auf Seite 67 berechnen können. In den ersten Wochen darf der Puls sogar eher unterhalb des Trainingsbereichs liegen. Überlegen Sie, welche Sportart Ihnen am meisten liegen könnte, beziehungsweise, was Sie am ehesten in Ihrem Alltag verwirklichen könnten. Wählen Sie dazu am besten eine so genannte Ausdauersportart. Dazu zählen Sportarten, die man später im trainierten Zustand über längere Zeit durchführen kann und bei denen möglichst große Muskelpartien beansprucht werden. Empfehlenswert sind Walking, ob mit oder ohne Stöcke, Radfahren und Schwimmen. Probieren Sie aus, was am besten zu Ihnen und Ihrem Alltag passt. Beginnen Sie jede Trainingseinheit mit einer Aufwärmrunde. Am besten eignen sich dazu Gehen oder gymnastische Übungen. Bauen Sie Ihr Training planmäßig auf, indem Sie die Trainingsdauer von Woche zu Woche steigern. Wenn Sie einmal eine Woche lang weniger oder gar nicht trainieren, sollten Sie die jeweilige Stufe nochmals wiederholen oder sogar eine Stufe tiefer wieder anfangen.

Für Fortgeschrittene

Optimal für Ihre Gesundheit und Ihren dauerhaften Abnahmeerfolg ist es, wenn Sie pro Woche insgesamt etwa 3 bis 4 Stunden sportlich aktiv sind, beispielsweise 4-mal 45 bis 60 Minuten. Dabei müssen Sie natürlich berücksichtigen, ob Sie dieses Zeitpensum überhaupt in Ihrem Alltag unterbringen können. Eine Stunde, zum Beispiel am Wochenende, sollten Sie aber auf jeden Fall einplanen; das müsste sich bei jedem einrichten lassen.

Wenn Sie bereits sportlich aktiv sind und noch Reserven für eine zeitliche Steigerung haben, können Sie natürlich

Woche	Häufigkeit pro Woche	Trainingsdauer
1	2 x	5 min aufwärmen + 10 min Training
2	2 x	5 min aufwärmen + 15 min Training
3 + 4	2 – 3 x	5 min aufwärmen + 20 min Training
5 + 6	2 – 3 x	5 min aufwärmen + 25 min Training
7 + 8	2 – 3 x	5 min aufwärmen + 30 min Training
9 + 10	3 – 4 x	5 min aufwärmen + 35 min Training
11 + 12	3 – 4 x	5 min aufwärmen + 40 min Training
13 + 14	3 – 4 x	5 min aufwärmen + 45 min Training
15 + 16	3 – 4 x	5 min aufwärmen + 50 min Training
17 + 18	3 – 4 x	5 min aufwärmen + 55 min Training
19 + 20	3 – 4 x	5 min aufwärmen + 60 min Training

Ihre bisherige Sportart häufiger und/oder länger praktizieren, oder Sie können sich überlegen, ob Sie eine weitere Sportart hinzunehmen möchten. Der Wechsel zwischen verschiedenen Belastungsarten kann sich durchaus positiv auswirken, da die verschiedenen Sportarten recht unterschiedliche Muskelgruppen beanspruchen und trainieren.

Trainingsbereich und Belastungskontrolle

Wichtig beim Sport ist die richtige und angemessene Belastung. Bei einer zu geringen Belastung bleiben die gewünschten Trainingseffekte aus. Eine zu hohe Belastung hingegen schadet dem Körper. Erschöpfung, Unlust und gesundheitliche Beeinträchtigungen können die Folge sein. Im Zweifelsfall sollten Sie

	220	
− Ihr Alter in Jahren	−	
= maximale Herzfrequenz	=	➡ x 0,6 = untere Grenze des Trainingsbereichs
		➡ x 0,8 = obere Grenze des Trainingsbereichs

Beispiel:
Alter 60 Jahre. Der Trainingspuls sollte zwischen 96 und 128 liegen.

	220	
− Ihr Alter in Jahren	− *60*	
= maximale Herzfrequenz	= *160*	➡ x 0,6 = *96* untere Grenze des Trainingsbereichs
		➡ x 0,8 = *128* obere Grenze des Trainingsbereichs

lieber eine etwas geringere Belastung wählen und Ihren Sport mit Spaß und Erfolg ausüben, als eine zu hohe Belastung, die Ihnen langfristig mehr schadet als nützt. Ein guter Anhaltspunkt für die tatsächliche Belastung ist Ihr Puls beim Sporttreiben. Es ist gerade am Anfang sehr wichtig, den eigenen Puls zu kennen und zu kontrollieren, um auf dieser Grundlage die richtige Belastungsstufe zu wählen. Entweder Sie üben hierzu das ganz **traditionelle Pulszählen** oder – sicherlich einfacher,

Zum Pulszählen Ring- und Mittelfinger außen, auf die nach oben gedrehte Unterseite des Handgelenks legen (siehe Foto unten).

aber mit ein wenig Kosten verbunden – Sie schaffen sich eine Pulsuhr an.

Während des Trainings sollte Ihr Puls etwa in Ihrem individuellen Trainingsbereich liegen. Ihren persönlichen Trainingsbereich können Sie mit Hilfe der folgenden Rechnung ermitteln: Ziehen Sie dazu Ihr Alter von 220 ab. Das ergibt Ihre maximale Herzfrequenz. Ihr Trainingspuls sollte etwa zwischen 60 Prozent und 80 Prozent dieser maximalen Herzfrequenz liegen (siehe S. 67).

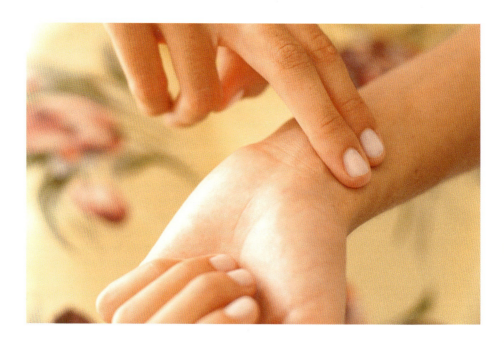

SIE DÜRFEN SICH BELOHNEN!

Wenn Sie langfristig erfolgreich abnehmen wollen, müssen Sie einiges an Mühe und Anstrengung aufbringen, um eine dauerhafte Verhaltensänderung zu erreichen. Dazu gehört natürlich zuerst einmal, dass Sie mit dem neuen Verhalten überhaupt anfangen, sei es mit Veränderungen im Essverhalten, sei es mit dem Ausbau von Bewegung. Ob Sie solche Verhaltensänderungen dann über längere Zeit beibehalten oder gar ausweiten, hängt davon ab, welche Folgen Ihr Verhalten hat. Bringt ein Verhalten positive Konsequenzen mit sich, also Erfolg oder das Gefühl, belohnt zu werden, dann steigt die Chance, das Verhalten in einer ähnlichen Situation zu wiederholen. Die Psychologen bezeichnen dieses Prinzip als Verstärkung.

Abbildung: Erfolge verstärken das gewünschte Verhalten.

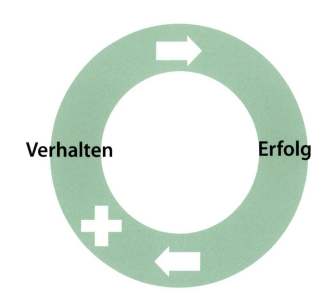

Verhalten · Erfolg

Wenn Sie sich ein neues Verhalten aneignen wollen, kann dies am wirkungsvollsten unterstützt werden, indem Sie sich für Erfolge belohnen.

Wenn Sie Ihre Ernährung verändern und dies dadurch belohnt wird, dass Sie sich wohler und fitter fühlen, dann fällt es leichter, die Verhaltensumstellung beizubehalten. Wenn Ihre Mühe nicht durch den gewünschten Erfolg belohnt wird, stehen die Chancen für ein dauerhaft verändertes Verhalten eher schlecht. Gerade bei Veränderungen des Essverhaltens gibt es ein entscheidendes Problem. Während andere Verhaltensweisen oft durch andere Erfolgserlebnisse verstärkt werden müssen, damit sie dauerhaft gelernt werden, kann Essen sich selbst verstärken, und zwar über die folgenden Mechanismen:

1. Essen schmeckt und bereitet Genuss. Geschmacks- und Genusserlebnis werden als positive Konsequenz erlebt und können dazu beitragen, dass ein bestimmtes Essverhalten beibehalten wird – und das, obwohl es schadet.

2. Essen stillt den Hunger und liefert dem Organismus Energie. Auch dies ist eine positive Konsequenz und wirkt als Verstärker. Das spielt besonders dann eine Rolle, wenn jemand hungrig ist.

Dieser Mechanismus wurde in einer Studie von Leigh Gibson und Eska Desmond vom University College in London sehr gut belegt. In dieser Studie sollten die Versuchspersonen zwei Wochen lang jeden Tag Schokolade essen. Es gab zwei Versuchsanordnungen. In der einen musste die Schokolade jeden Tag unmittelbar nach einer Hauptmahlzeit gegessen werden, wenn die Versuchspersonen eigentlich satt waren, in der anderen Versuchsanordnung immer zwischen den Hauptmahlzeiten, wenn die Versuchspersonen schon wieder ein wenig **Hunger** bekamen. Das Ergebnis: Bei den Versuchspersonen, die die Schokolade immer im satten Zustand aßen, nahm die Lust auf Scho-

Bei Hunger zunächst an gesunden Lebensmitteln satt essen und erst zum Nachtisch Schokolade genießen.

kolade immer mehr ab. Bei den Versuchspersonen, die die Schokolade immer ein wenig hungrig gegessen hatten, nahm die Lust darauf hingegen beständig zu. Die Wissenschaftler zogen aus diesen Ergebnissen den Schluss, dass sich das Schokoladeessen im hungrigen Zustand selbst verstärkt. In einer ähnlichen Studie mit Obst und Gemüse, über die Leigh Gibson bei einer Tagung in Dublin berichtete, funktionierte das Ganze übrigens nicht. Offenbar liefern Obst und Gemüse dem wirklich hungrigen Organismus zu wenige Kalorien, um den Energiebedarf zu befriedigen.

Trainingsaufgabe: Erstellen Sie für sich eine Verstärkerliste, also eine Liste von möglichen Belohnungen. Sie sollten dabei auf mindestens 10 verschiedene Verstärker kommen.

1. Wählen Sie als Verstärker beziehungsweise als Belohnung etwas, worüber Sie sich freuen. Eine Belohnung kann etwas materielles sein, ein Buch zum Beispiel, eine CD oder ein Kleidungsstück. Es kann sich aber auch um eine Tätigkeit handeln, die Ihnen Spaß macht, die Sie genießen können und für die Sie sich normalerweise nicht genug Zeit nehmen: einen Spaziergang etwa, ein Entspannungsbad, einen Kinobesuch oder einen Besuch bei Freunden.

2. Ihr Verstärker sollte nichts mit Essen oder Trinken zu tun haben. Natürlich, Essen und Trinken sind wirksame und mächtige Verstärker, aber wenn jemand sein Essverhalten ändern möchte, bergen solche Verstärker mehr Gefahren als dass sie Nutzen bringen.

3. Sie sollten in der Lage sein, die Verstärkung beziehungsweise Belohnung auch tatsächlich kurzfristig zu verwirklichen, wenn Sie Ihr Ziel erreicht haben. Das bedeutet vor allem, dass es in Ihrer Macht steht, die Verstärkung herbeizuführen und dass Sie dabei nicht von anderen oder von bestimmten Umständen abhängig sind. Wenn Sie sich mit einem Opernbesuch belohnen wollen, ist das in der Spielpause schlecht möglich. Aber selbst in der Spielzeit: Vielleicht wird es gar nicht klappen, so kurzfristig Eintrittskarten zu bekommen. Eine Verstärkung, die Sie selbst besser in der Hand haben, wäre da geeigneter.

4. Je schneller die Verstärkung auf Ihr Verhalten zustande kommt, desto wirksamer ist sie für die Verhaltensänderung. Eine Belohnung, die erst Wochen später erfolgt, kann Ihr Verhalten kaum beeinflussen. Wählen Sie also als Verstärker etwas, das wirklich sehr kurzfristig zur Verfügung steht.

5. Wenn Sie sich als Belohnung für eine umfangreichere Veränderung gerne etwas aufwändigeres und teureres gönnen wollen, dann verwenden Sie als Zwischenschritt ein „Gutscheinsystem". Für jede kleine Verhaltensänderung belohnen Sie sich sofort mit einem der Gutscheine,

und wenn Sie die zuvor festgelegte Anzahl an Gutscheinen erworben haben, dann belohnen Sie sich mit der „großen Sache". Hierzu brauchen Sie auch eine Sammelstelle (Sparschwein) für die angesammelten Gutscheine. Tragen Sie in die nebenstehende Liste Ihre persönlichen Verstärker ein. Überprüfen Sie nochmals, indem Sie entsprechend abhaken, ob der Verstärker nichts mit Essen und Trinken zu tun hat, ob er wirklich durch Sie selbst kontrollierbar und schnell verfügbar ist. Verstärker, die mit Essen und Trinken zu tun haben oder nicht kontrollierbar sind, eignen sich nicht. Ersetzen Sie diese. Für Verstärker, die nicht schnell verfügbar sind, sollten Sie festlegen, wie viele Belohnungsgutscheine hierfür notwendig sind.

VERSTÄRKERLISTE

Ihre Belohnung, Ihr Verstärker	Weder Essen noch Trinken? ✓	Selbst kontrollierbar? ✓	Schnell verfügbar? ✓	Eventuell: Wie viele Gutscheine?

BELOHNUNGSGUTSCHEIN

Für

Belohnungsgutscheine

gönne ich mir

BELOHNUNGSGUTSCHEIN

Für

Belohnungsgutscheine

gönne ich mir

BELOHNUNGSGUTSCHEIN

Für

Belohnungsgutscheine

gönne ich mir

BELOHNUNGSGUTSCHEIN

Für

Belohnungsgutscheine

gönne ich mir

Wie die Umwelt das Essverhalten mitsteuert (Reizkontroll-Techniken)

Wahrscheinlich kennen Sie aus der Schule den klassischen Versuch, mit dem Iwan Pawlow zu Beginn des 20. Jahrhunderts das Prinzip der klassischen Konditionierung zeigen konnte. Immer kurz bevor Hunde Futter bekamen, wurde eine Glocke geläutet. Während am Anfang bei den Hunden der Speichelfluss nur ausgelöst wurde, wenn sie das Futter bekamen, reichte es nach kurzer Zeit aus, die Glocke zu läuten, um den Hunden das Maul wässrig zu machen.

Speichelfluss oder „Wasser im Mund" ist ein klares Zeichen für Appetit. Die Glocke war also nach einigen Versuchsdurchgängen in der Lage, bei den Hunden Appetit auszulösen. Es ist wahrscheinlich kein Zufall, dass das Prinzip der klassischen Konditionierung beim Appetit entdeckt wurde. Er lässt sich oft und intensiv durch solche äußeren Signale wie den Glockenton

steuern. Der leckere Geruch eines Essens dient im übertragenen Sinne als Glockenton, ebenso der Anblick von Essen oder auch nur der Blick auf die Uhrzeit, wenn diese „Essenszeit" signalisiert. Es stellt sich also die Frage, auf welche „Glockensignale" speziell Sie mit Appetit reagieren und wie Sie diese sinnvoll beeinflussen können.

Bestimmte **Essplätze** lösen bei vielen Menschen automatisch Appetit aus. Es gibt wahrscheinlich auch in Ihrer Wohnung Plätze, an denen Sie Appetit bekommen und andere, an denen Sie noch nie Appetit bekommen haben. Meistens ist das Badezimmer ein Ort, an dem man keinen Appetit bekommt, einfach, weil man im Badezimmer noch nicht so oft gegessen hat. An Plätzen, an denen man öfter isst, bekommt man Appetit. An Plätzen, an denen man nie etwas isst, hingegen nicht.

Im Bett oder vor dem Fernseher essen, ist gemütlich, begünstigt aber übermäßiges naschen.

Auch Tätigkeiten oder Neben-tätigkeiten können zu einem wichtigen Auslösereiz für ungünstiges Essverhalten werden. Hier fällt besonders das Fernsehen ins Gewicht. Bei vielen Menschen genügt allein die Tatsache, dass sie vor dem Fernseher sitzen, damit sie Appetit auf Knabbereien oder Süßigkeiten bekommen. Die **Werbepause** löst bei manchen eine regelrechte Verhaltenskette aus: Erst geht´s zur Toilette, von dort an den Kühlschrank und schließlich direkt zurück zum Fernsehsessel.

Nutzen Sie die Werbepause doch mal für ein kurzes Hanteltraining oder für Gymnastikübungen.

Wer zu sich selbst findet, kommt auch leichter den Ursachen für ein falsches Essverhalten auf die Spur.

Konditionierte Auslösereize können auch wieder gelöscht werden, so Pawlows Erkenntnisse. Wenn eine Zeit lang ein konditionierter Auslösereiz ohne den unkonditionierten Reiz dargeboten wird, dann verschwindet nach und nach die konditionierte Reaktion. Wenn also im Versuch mit den Hunden die Glocke geläutet wird, ohne dass es anschließend Futter gibt, nehmen Appetit und Speichelfluss ab und hören irgendwann ganz auf. Die Reaktion ist gelöscht. Dieses Prinzip kann man auch

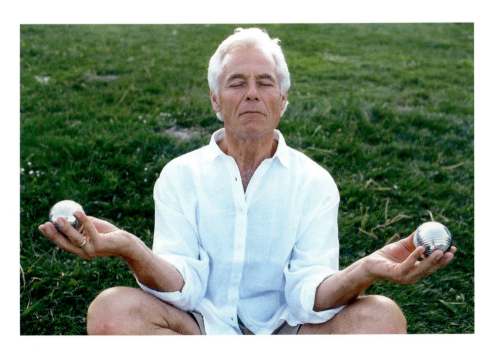

anwenden, um unerwünschte Auslösereize für Appetit und Essverhalten wieder zu löschen.

Die folgenden Trainingsaufgaben beruhen auf diesem Prinzip.

Trainingsaufgabe 1:

Wählen Sie einen festen Essplatz für zu Hause, und essen Sie in den kommenden Wochen nur noch an diesem Essplatz. Essen Sie auch dann dort, wenn Sie nur eine Kleinigkeit zwischendurch zu sich nehmen wollen. Falls Sie an Ihrem Essplatz auch noch andere Dinge tun oder tun müssen (zum Beispiel das Essen vorbereiten oder Hausarbeiten erledigen), sollten Sie den Platz durch eine besondere Dekoration, zum Beispiel eine Tischdecke oder ein Tischset, als Essplatz kennzeichnen. Nur mit dieser Dekoration wird dann dort gegessen. Ohne diese Dekoration können Sie auch anderes an diesem Platz erledigen.

Trainingsaufgabe 2:

Versuchen Sie, in den kommenden Wochen feste Essenszeiten einzuhalten. Dabei kommt es natürlich auf eine halbe Stunde früher oder später nicht an. Versuchen Sie, außerhalb dieser Zeiten nichts zu essen oder zu knabbern. Auf diese Weise gelingt es, Ihrem Organismus abzugewöhnen, außerhalb der festgelegten Essenszeiten Appetit zu bekommen.

Trainingsaufgabe 3:

Vermeiden Sie es, beim Essen etwas nebenbei zu tun, insbesondere zu lesen oder fernzusehen. Natürlich sind Tischgespräche und Hintergrundmusik weiterhin erlaubt, aber Sie sollten nichts nebenbei tun, was Sie vom Essen ablenkt und was dann später Hunger oder Appetit auslösen kann. Falls Sie als ungünstige Angewohnheit haben, dass Sie neben einer anderen Beschäftigung auch essen, zum Beispiel beim Fernsehen, gehen Sie folgendermaßen vor: Wenn Sie bei Ihrer Tätigkeit Appetit bekommen, unterbrechen Sie diese, gehen

Sie an Ihren Essplatz, dekorieren Sie diesen als Essplatz wie in Aufgabe 1 beschrieben und essen dann, worauf immer Sie **Appetit** haben. Wenn Ihr Appetit ausreichend befriedigt ist, räumen Sie Ihren Essplatz wieder ab und setzen anschließend Ihre Tätigkeit fort. Wahrscheinlich werden Sie sich dabei am Anfang ziemlich komisch vorkommen. Aber nur, wenn Sie Ihre Tätigkeit, also zum Beispiel das Fernsehen, unterbrechen und das Essen davon trennen, kann die Beschäftigung als unerwünschter Auslösereiz gelöscht werden. Die ersten Tage und Wochen erfordert das eine enorme bewusste Anstrengung. Aber nach und nach wird die Tätigkeit die appetitauslösende Wirkung verlieren, und Sie haben dieses Problem bewältigt.

Das Appetitstillen verdient und verlangt Aufmerksamkeit.

Trainingsaufgabe 4:
Der Anblick oder der Geruch von Speisen kann Hunger oder Appetit und damit unerwünschtes Essverhalten auslösen. Bewahren Sie daher in Zukunft alle Speisen so auf, dass sie nicht sichtbar herumstehen. Die einzige Ausnahme kann vielleicht ein Teller oder Korb mit Obst und Gemüse in der Küche sein. Wenn Sie Appetit auf diese Frischkost bekommen, dürfen Sie zugreifen, ohne dass sich das negativ auf Ihr Gewicht auswirkt.

Trainingsaufgabe 5:
Der Anblick von verlockenden Speisen und Getränken beim Einkauf kann Appetit auslösen und zu unvernünftigen Einkäufen provozieren. Das gilt vor allem, wenn Sie hungrig einkaufen gehen. Wer mit knurrendem Magen einkauft, hat hinterher mehr und andere Lebensmittel im Einkaufswagen liegen, als jemand, der einkauft, wenn er satt ist. Gehen Sie daher in Zukunft nur Einkaufen, nachdem Sie gegessen haben. Sie können den verlockenden Angeboten des Handels noch besser widerstehen, wenn Sie zuvor im satten Zustand eine Einkaufsliste erstellt haben und sich genau daran halten.

KEINE CHANCE DEM HEISSHUNGER

Über 20 Prozent aller Frauen und Männer berichten, dass sie unter Heißhunger leiden. Menschen, die abnehmen oder Diät halten, erleben dieses Problem noch häufiger. Heißhunger kann sich auf verschiedene Art und Weise äußern.

Oft fängt er damit an, dass man Appetit oder Lust auf ein bestimmtes Lebensmittel bekommt. Wenn diese Lust nicht befriedigt wird, kann sie sich immer weiter steigern, bis ein regelrechtes Verlangen entsteht. Je nach Region hat der Volksmund dafür Begriffe wie „Jabs", „Jibber" oder „Gelüst" gefunden. Dieses Verlangen kann so ausufern, dass es nicht mehr nur eine Idee bleibt, sondern zum Handlungsanreiz wird. Man verlässt schließlich das Haus, um sich am Kiosk oder an der Tankstelle das Objekt der Begierde zu besorgen. Oder man kann, wenn es bereits im Haus ist, dem Drang zu essen nicht mehr widerstehen. Schließ-

Manchmal tut es gut, alle Kontrolle sausen zu lassen. Wenn es die Ausnahme bleibt, schadet das auch nicht.

lich, als letzte Stufe des Heißhungers, kommt der **Kontrollverlust**: Wenn einmal mit dem Essen begonnen wurde, gelingt es nicht mehr damit aufzuhören, bis die Packung leer ist oder bis ein anderes Ereignis das Essen unterbricht.

Ursache Nr. 1: Mangelernährung durch zu starke Einschränkung der Nahrungsaufnahme

Eine der wichtigsten Ursachen für Heißhunger liegt schlicht darin, zu wenig zu essen! Zum Beispiel über einen längeren Zeitraum hinweg und verbunden mit einer drastischen Gewichtsabnahme. In der Tat, Heißhunger kann eine wichtige, gar nicht so seltene Folge oder Nebenwirkung einer drastischen Nahrungseinschränkung oder Gewichtsabnahme sein.

Die Lösung für Heißhunger aus Nahrungsmangel heißt: genügend essen! Wenn Sie öfter oder intensiver unter

Heißhunger leiden, sollte für Sie im Vordergrund stehen, dass Sie Ihren Heißhunger in den Griff bekommen, nicht, dass Sie weiter abnehmen.

Ursache Nr. 2: Mangel an Kohlenhydraten

Ein weiterer Grund für Heißhunger lässt sich darauf zurückführen, dass Ihrem Körper zwar die Nahrungsenergie ausreicht, ihm dafür aber Kohlenhydrate fehlen. Dies führt unter Umständen dazu, dass im Gehirn, in den Regionen, die Appetit und Sättigung steuern, der Botenstoff Serotonin nicht genügend gebildet werden kann. Dieser Mangel bringt dann eine regelrechte Gier nach Kohlenhydraten beziehungsweise nach kohlenhydratreichen Lebensmitteln mit sich.
Die Lösung für dieses Problem heißt: genügend Kohlenhydrate essen! Sie erreichen das am einfachsten, indem Sie die Punkte-Pyramide anwenden und darauf achten, dass Sie auf jeden Fall die grünen Punkte vollständig „abessen".

Die grünen Punkte, vor allem in der Getreide-, Obst- und Gemüsegruppe, stehen für die Kohlenhydrate, die Sie vor solchem Heißhunger schützen.

Trainingsaufgabe 1: Essen Sie nach der Punkte-Pyramide

Essen Sie nach dem Pyramiden-Punkte-System. Aber wählen Sie eine Pyramidenstufe, die in etwa Ihrem Energiebedarf entspricht. Gehen Sie von der 2 000-kcal-Pyramide auf Seite 41 aus, und erhöhen Sie die Anzahl der Punkte soweit, dass Sie damit nicht abnehmen, aber auch nicht zunehmen. Wenn Sie die Punkte-Pyramide einhalten, gewährleistet das, dass Sie sich ausgewogen ernähren und Ihr Körper mit allen notwendigen Nährstoffen versorgt wird, vor allem mit Kohlenhydraten.

Ursache Nr. 3: Kurzfristiger Nahrungsmangel

Es muss nicht unbedingt eine lang anhaltende Unterversorgung des Körpers mit Energie

und Nährstoffen den Heiß-
hunger verursachen. Häufig
reicht schon eine kurze Episo-
de aus. Bei Gewichtsproblemen gibt es oft einen typischen Tagesablauf: Morgens
wird wenig oder gar nichts
gegessen, mittags nicht viel,
und abends resultiert daraus
ein derartiger Heißhunger,
dass das ganze **Tagesdefizit**
aufgeholt wird. Häufig isst
man dann in der Summe so-
gar mehr, als wenn man sich
den ganzen Tag vernünftig ernährt hätte.

*Tagsüber darben
zieht automa-
tisch abendliche
Völlerei nach
sich.*

Die Lösung für Heißhunger
bei unregelmäßiger Nah-
rungszufuhr: Verteilen Sie Ihre
Nahrungsaufnahme gleich-
mäßiger über den Tag! Vermeiden Sie Zeiträume, in
denen Sie zu wenig essen,
denn diese ziehen unweiger-
lich Zeiträume nach sich, in
denen Sie zu viel essen.

Trainingsaufgabe 2: Verteilen Sie Ihre Nahrungsaufnahme gleichmäßiger über den ganzen Tag!

Versuchen Sie, die Punkte aus
der Punkte-Pyramide unge-

fähr folgendermaßen über
den Tag zu verteilen:
- morgens 1/4 bis 1/3 der
Tagespunkte essen,
- mittags 1/3 bis 1/2 der
Tagespunkte und
- abends 1/4 bis 1/3.

Ursache Nr. 4: Rigide Kontrolle des Essverhaltens

Im Kapitel „Essverhalten richtig kontrollieren" wurde beschrieben, was mit rigider
Kontrolle des Essverhaltens
gemeint ist. Rigide Kontrolle
und Verbote führen zu ge-
störtem Essverhalten, insbesondere in Form von Heiß-
hunger. Die Lösung für diesen
Teil des Problems kennen Sie
bereits: Geben Sie die rigide
Kontrolle auf, und lernen Sie
stattdessen, Ihr Essverhalten
flexibel zu kontrollieren. Bearbeiten Sie dazu erneut die
Trainingsaufgaben 1 und 2
auf den Seiten 60 und 61 (Ab-
schnitt „Flexible Kontrolle").

Ursache Nr. 5: Gelernte Reiz-Reaktionsverknüpfungen

In gewisser Weise kann Heißhunger auch als eine Art von – sicherlich besonderem – Appetit verstanden werden. Im Kapitel über Reizkontrolltechniken wurde besprochen, wie ein solcher Appetit durch eine Menge sinnvoller, aber auch unsinniger „Glöckchen" ausgelöst werden kann. Ein typisches Beispiel: Jemand kommt abends nach der Arbeit (angespannt oder nicht) nach Hause und geht als erstes zum Kühlschrank. Wer dies einige Male „übt", kann sicher sein, dass allein das Betreten der Wohnung am Abend den Heißhunger auf etwas aus dem Kühlschrank auslöst.

Genauso gut: Wer auf dem Nachhauseweg regelmäßig bei McDonalds einkehrt, wird irgendwann kaum noch dort vorbeigehen können, ohne sich etwas zum Essen zu kaufen. Für jemanden, der jedesmal in der S-Bahn-Station eine Brezel kauft, ist der Gedanke, die S-Bahn-Station ohne Brezel zu durchqueren, nahezu unvorstellbar.

Die Lösung für solche Probleme sind Reizkontrolltechniken. Wie im Kapitel „Wie die Umwelt das Essverhalten mitsteuert" beschrieben, müssen Sie versuchen, solche Reiz-Reaktions-Verbindungen zu löschen. Die beste Strategie ist, sich wiederholt, aber geplant und dosiert, den gewohnten Auslösereizen auszusetzen, die Essreaktion jedoch zu verhindern, zum Beispiel, indem vertraute Freunde an den guten Vorsatz erinnern. Wenn es Ihnen ein paar Mal gelingt, sich den gewohnten Auslösereizen auszusetzen ohne die übliche Reaktion zuzulassen, dann müsste dies schon reichen, um Sie über diese Hürde hinwegzubringen.

Trainingsaufgabe Nr. 3
Organisieren Sie für sich, dass Sie den Heißhunger in typischen Situationen verlieren! Löschen Sie die entsprechenden Reiz-Reaktions-Verbindungen!

Das bedeutet: Setzen Sie sich gezielt aber dosiert Situationen aus, in denen Sie sonst mit

Heißhunger reagieren. Treffen Sie allerdings Vorkehrungen, die verhindern, dass Sie Ihrer gewohnten „Essreaktion" nachgeben, zum Beispiel, indem Sie jemanden mitnehmen, der Sie im entscheidenden Moment an Ihren Vorsatz erinnert.

Nicht aufhören können – Kontrollverlust

„Der Appetit kommt beim Essen", besagt eine Redewendung. Wenn der Appetit dann so stark wird, dass man nicht mehr mit essen aufhören kann, bezeichnen Psychologen dies als „Kontrollverlust". Kontrollverlust entsteht besonders, wenn man Heißhunger auf die entsprechenden Speisen entwickelt hat. Daher sollten Sie als erstes durch die Trainingsaufgaben 1 bis 4 ab Seite 79 Ihren Heißhunger minimieren. Wenn Sie dies erreicht haben, können Sie versuchen, das kontrollierte Essen Ihrer Problemlebensmittel zu trainieren. Falls es sich dabei um Süßigkeiten handelt, lesen Sie zuerst das auf Seite 83 folgende Kapitel.

Trainingsaufgabe Nr. 4

Überlegen Sie, bei welchem Problemlebensmittel Sie Schwierigkeiten haben, mit dem Essen aufzuhören. Legen Sie fest, welche Menge davon eine vernünftige Portion zum Genießen wäre. Die Portion sollte nicht zu groß, aber auch nicht zu klein sein. Planen Sie ein, diese Portion zu essen. Allerdings sollten Sie sich über den Tag bereits richtig ernährt haben, und wenn Sie die Portion Ihres Problemlebensmittels essen, sollten Sie sich relativ satt fühlen. Die letzte Hauptmahlzeit sollte nicht länger als 30 Minuten zurückliegen. Überlegen Sie auch, welche Vorkehrungen Sie treffen können, um das Essen nach der festgelegten Portion zu beenden. Das könnte einmal sein, dass nicht mehr davon greifbar ist oder dass Sie jemanden bitten, Sie in der Situation an Ihren Vorsatz zu erinnern. Wiederholen Sie diese Aufgabe mehrfach, bis es Ihnen nicht mehr so schwerfällt, nach der festgelegten Portion wirklich aufzuhören.

DAS SÜSSE LEBEN GENIESSEN

Über ein Fünftel aller Männer und mehr als jede dritte Frau leiden unter Süßhunger. Süßhunger ist eine spezielle Art von Heißhunger. Insofern gilt für **Süßhunger** alles, was bereits im vorherigen Kapitel über Heißhunger gesagt wurde. Zusätzlich gibt es jedoch noch weitere Gesichtspunkte zu beachten.

Viele Menschen haben den Eindruck, dass der Hunger auf Süßes durch bestimmte Effekte im Stoffwechsel hervorgerufen oder zumindest verstärkt wird. Beispielsweise geistert immer wieder durch die Medien, dass Süßigkeiten die Ausschüttung von Serotonin begünstigen. Serotonin ist ein Botenstoff im Gehirn, also ein Stoff, der dafür zuständig ist, Signale zwischen den Gehirn- und Nervenzellen zu übertragen. Es gibt in der Tat einige Untersuchungen, die zeigen, dass der Verzehr von Kohlenhydraten, insbesondere von schnell verfügbaren, die Serotonin-Produktion im

Warum genau Schokolade so beliebt ist, um die Lust auf Süßes zu stillen, weiß man bis heute nicht genau.

Gehirn steigert, und zwar vor allem im Hypothalamus, also speziell in jener Gehirnregion, die Hunger und Appetit, aber auch Gefühle mitsteuert. Das hängt damit zusammen, dass die Bauchspeicheldrüse durch den Verzehr von schnell verfügbaren Kohlenhydraten viel des Hormons Insulin ausschüttet. Dieses fördert den Transport einer Vorstufe von Serotonin in das Gehirn, was dort dann die Produktion von Serotonin anregt.

Diese populäre Theorie weist allerdings einige Schönheitsfehler auf. Wenn die Lust und die Gier auf Süßigkeiten vor allem durch die Serotoninausschüttung entstehen würde, dann müssten alle kohlenhydrathaltigen Lebensmittel, die die Serotoninproduktion begünstigen, diese Lust befriedigen können. Leider zeigt sich aber, dass sich die Lust auf Süßes nicht wirklich durch Vollkornbrot oder Salzkartoffeln bekämpfen lässt, die die Serotoninausschüttung genauso steigern. Hinzu kommt, dass die meisten Süßigkeiten nicht reine Süßigkeiten sind. Sie enthalten, bis auf wenige Ausnahmen – wie Gummibärchen oder Bonbons – nicht nur Zucker, sondern auch einen hohen Anteil Fett. Man müsste sie also eigentlich eher als „Fettigkeiten" und nicht als „Süßigkeiten" bezeichnen. Ein hoher **Fettanteil** behindert jedoch die Prozesse, die zur Serotoninbildung führen. Gerade bei der Schokolade wird oft gerätselt, ob es etwa einer der vielen anderen Kakaobestandteile sein könnte, der die Gier nach Schokolade begünstigt. In einer amerikanischen Studie wurden Versuchspersonen gebeten, immer, wenn sie Appetit oder gar Heißhunger auf Schokolade bekommen, ein vorbereitetes Päckchen zu öffnen, den Inhalt zu verzehren und zu notieren, wie sehr ihre Lust auf Schokolade befriedigt wird. Das Ergebnis war eindeutig: Es waren weder Kapseln mit den wichtigsten Inhaltsstoffen des Kakaos, noch weiße Schokolade, die zwar Kohlenhydrate und Fett enthält aber keine Kakaobestandteile, noch weiße Schokolade mit einer Kakaokapsel kombiniert, sondern ausschließlich „richtige" Schokolade, die die Lust befriedigte. Die Kakaokapseln alleine wirkten genauso wenig wie ein leeres Päckchen oder eine Kapsel mit Placebo, also einem unwirksamen Pülverchen. Daraus lässt sich die wichtige Schlussfolgerung ziehen, dass es wohl nicht irgendwelche Inhaltsstoffe und ihre Wirkung auf den Stoffwechsel sind, die den Heißhunger befriedigen, sondern einfach der Geschmack der Schokolade selbst.

Eine andere wichtige Studie über Schokolade und Süßigkeiten wurde bereits im Kapitel „Sie dürfen sich belohnen (Verstärkungstechniken)" auf Seite 69 beschrieben: die Studie von Gibson und Desmond, bei der Versuchspersonen 2 Wochen lang jeden Tag 2-mal Schokolade essen sollten. Dabei zeigte sich, dass

Schokolade enthält mehr Fett als Zucker. Als Faustregel gilt: Je dunkler die Schokolade, desto günstiger für Gesundheit und Gewicht.

die Gier und der Heißhunger auf Schokolade dann gesteigert wurden, wenn diese zwischendurch, im hungrigen Zustand, verspeist wurde, nicht jedoch, wenn es die Schokolade zum Nachtisch gab.

Aus diesen Erkenntnissen folgen unsere Trainingsaufgaben gegen Süßhunger.

Trainingsaufgabe 1: Optimieren Sie Ihre Ernährung durch die Punkte-Pyramide

Gerade wenn Sie unter Süßhunger leiden, sollten Sie wie beim Heißhunger allgemein Ihre Ernährung auf eine gesunde Basis stellen. Nur mit einer ausgewogenen Ernährung vermeiden Sie Nährstoffmängel, die Heißhunger und Süßhunger begünstigen.

Trainingsaufgabe 2: Essen Sie Ihre Problem-Süßigkeiten als Nachtisch

Planen Sie in Zukunft Ihre Problem-Süßigkeiten konsequent als Nachtisch nach dem Mittag- oder Abendessen ein.

Vermeiden Sie es, diese Süßigkeiten zwischendurch zu essen, das macht den Süßhunger nur noch stärker. Nutzen Sie für einen bewussten Umgang Ihre Extra-Punkte. Wenn die nicht reichen, dürfen Sie für 2 Wochen auch andere Punkte als Extra-Punkte zweckentfremden. Versuchen Sie auf keinen Fall, Süßigkeiten zu vermeiden. Denn das wäre eine rigide Kontrolle, die den Heißhunger nur verstärkt.

Mit Sicherheit Erfolg auf Dauer

Eine der schwierigsten Aufgaben bei einem erfolgreichen Gewichtsmanagement liegt darin, das neue Gewicht zu halten. Die meisten Menschen mussten die Erfahrung machen, dass sie nach einer Gewichtsabnahme auch wieder zugenommen haben. Nur rund 15 Prozent aller Teilnehmer an einem Gewichtsabnahmeprogramm halten ihr neues Gewicht auch noch 3 bis 5 Jahre später. Das Problem besteht offenbar darin, dass es schwierig ist, neues Ess- und Bewegungsverhalten in den Alltag so zu integrieren, dass daraus selbstverständliche Gewohnheiten werden. Man fällt in alte Muster zurück. Oft braucht es mehrere Anläufe, bis es gelingt, die alten Gewohnheiten dauerhaft durch neue zu ersetzen.

Langzeitkontrolle als Rückfallprophylaxe

Im Kapitel über das Pyramiden-Punkte-System wurde ab Seite 42 ein Phasenplan für die Ernährungsumstellung vorgestellt. Nehmen Sie den Vorschlag für die Phase 3 „Halten und Beibehalten" ernst, und setzen Sie ihn in die Tat um. Führen Sie eine Gewichtskurve, in die Sie wöchentlich Ihr Gewicht eintragen. Markieren Sie einen Zielkorridor, der 1,5 Kilogramm über und unter dem erreichten Zielgewicht liegt. Versuchen Sie, Ihr Gewicht in diesem Bereich zu halten. Zeichnen Sie zusätzlich noch eine gelbe Linie drei Kilogramm über dem Zielgewicht ein und eine rote Linie, die fünf Kilogramm über dem Zielgewicht liegt (siehe Kurve Seite 43).

Wenn Ihr Gewicht die gelbe Linie überschreitet, heißt das **Alarmstufe Gelb.** Das bedeutet: Sie schaffen es derzeit nicht, Ihr Gewicht automatisch zu halten. Sie sind auf dem besten Weg in einen Rückfall. Sie müssen jetzt bewusst für sich einen neuen Anfang setzen. Greifen Sie nach Möglichkeit erneut auf das Pyramiden-Punkte-System zurück, um Ihr Essverhalten in den Griff zu bekommen. Überprüfen Sie auch, ob bei Ihrer körperlichen Aktivität noch alles stimmt, und treffen Sie gegebenenfalls auch hier neue Entscheidungen.

Wenn Ihr Gewicht die rote Linie überschreitet, heißt das **Alarmstufe Rot**. Nun lässt sich nicht mehr wegdiskutieren, dass Sie in Ihre alten Gewohnheiten zurückgefallen sind. Sie sollten das nicht mehr auf die leichte Schulter nehmen. Auf der anderen Seite ist aber auch dies noch keine Katastrophe, wenn Sie nun wirklich einen neuen Anfang machen und das Abnahmeprogramm Schritt für Schritt erneut bearbeiten. Nutzen Sie alle Trainingsaufgaben, um die Veränderung des Ess- und Bewegungsverhaltens erneut zu trainieren. Machen Sie sich klar, dass es oft der mehrfache Neuanfang ist, der letztlich zum Erfolg führt. Nehmen Sie die Alarmstufe Rot als Signal, einen solchen Neuanfang zu wagen. Eventuell kommen Sie auch zu der Überzeugung, dass Sie es derzeit ganz aus eigener Kraft und ohne Unterstützung nicht schaffen können. Dann können Sie sich an eine Selbsthilfegruppe oder Ernährungsberatung vor Ort wenden. Oder Sie greifen auf Lean-and-Healthy (www.lean-and-healthy.de) zurück, das Online-Trainingsprogramm für gesunden Lebensstil und erfolgreiches Gewichtsmanagement. Dieses Programm bietet Ihnen mit 52 wöchentlichen Trainingsmodulen eine Betreuung und Unterstützung, die noch individueller und intensiver sein kann als dieses Ratgeber-Buch.

www.nai.de: Hier werden die wichtigsten aktuellen sowie saisonalen Gesundheitsinformationen alle 14 Tage neu ins Netz gestellt. Auch zum Thema Abnehmen und Ernährung. Die Redaktion bewertet neue Diäten und stellt bewährte Methoden vor. Hinter dem Kürzel NAI steckt die auflagenstarke Apothekenkunden-Zeitschrift „Neue Apotheken Jllustrierte".

STICHWORTVERZEICHNIS

Lebensmittel-Punkte-Liste

BG Brot/Getreideprodukte/Kartoffeln	Menge	rot	gelb	grün	Gruppe
Graubrot	Sch. 45g	-	-	4	BG
Weißbrot, Toast	Sch. 30g	-	-	3	BG
Vollkornbrot	Sch. 50g	-	-	4	BG
Brötchen	Stk. 50g	-	-	5	BG
Croissant, Butterhörnchen	Stk. 45g	6	-	2	E
Vollkornbrötchen	Stk. 60g	-	-	5	BG
Knäcke, Zwieback	2 Stk. 20g	-	-	3	BG
Haferflocken	Ts. 60g	-	-	8	BG
Müsli, trocken	Ts. 60g	-	-	8	BG
Cornflakes, trocken	Ts. 30g	-	-	4	BG
Schoko-Müsli	Ts. 60g	3	-	6	E/BG
Nudeln, Vollkornnudeln (gekocht)	Ts. 200g	-	-	10	BG
Reis, Vollkornreis (gekocht)	Ts. 200g	-	-	8	BG
Kartoffeln (gekocht)	Port. 200g	-	-	6	BG
Kartoffelpüree	Port. 200g	-	-	6	BG

G Gemüse/Salat	Menge	rot	gelb	grün	Gruppe
Tomate, Paprika, Gurke, Zucchini, Aubergine	Port. 200g	-	-	2	G
Zwiebel, Radieschen, Sellerie, Rote Bete, Lauch	Port. 200g	-	-	2	G
Mohrrübe	Port. 200g	-	-	2	G
Kohl (Rot-, Weiß-, Wirsing-, Rosen-, Blumen-), Kohlrabi, Broccoli	Port. 200g	-	-	2	G
Blattspinat, Mangold	Port. 200g	-	-	2	G
Rahmspinat	Port. 150g	3	-	2	F/G
Pilze Port.	150g	-	-	1	G
Mais	Port. 150g	-	-	4	G
Hülsenfrüchte (weiße Bohnen, Erbsen, Linsen,...)	Ts. 150g	-	-	4	G
Rohkostsalat gemischt (ohne Dressing)	Port. 200g	-	-	2	G
Avokado	1 EL 25g	1	-	1	F/O

BG Brot/Getreideprodukte/Kartoffeln | **M** Milch- und Milch produkte | **E** Extras
G Gemüse/Salat | **FL** Fleisch/Wurst/Fisch/Eier | **O** Obst | **F** Fett

O Obst	Menge	rot	gelb	grün	Gruppe
Apfel, Birne, Kirsche, Pflaume, Pfirsich,...					
(Kern- und Steinobst)	Port. 150g	-	-	3	O
Apfelsine, Zitrone, Melone, Ananas, Kiwi, Mango,…					
(Zitrus- und Südfrüchte)	Port. 150g	-	-	3	O
Beerenobst	Port. 150g	-	-	2	O
Banane	Stk. 125g	-	-	5	O
Weintraube	Port. 150g	-	-	4	O
Trockenobst, Rosinen kl.	Ts. 50g	-	-	6	O
Obstkompott, Apfelmus	Ts. 150g	-	-	3	O

M Milch- und Milchprodukte	Menge	rot	gelb	grün	Gruppe
Trinkmilch 3,5%	Ts. 0,2l	-	5	-	M
Trinkmilch 1,5%	Ts. 0,2l	-	4	-	M
Buttermilch	Ts. 0,2l	-	3	-	M
Joghurt 3,5%	Bech. 150g	-	4	-	M
Joghurt 1,5%	Bech. 150g	-	3	-	M
Fruchtjoghurt 3,5%	Bech. 150g	-	6	-	M
Fruchtjoghurt 1,5%	Bech. 150g	-	5	-	M
Magerquark 2 EL	60g	-	2	-	M
Speisequark 40% F.s i.Tr. 2 EL	60g	-	4	-	M
Fruchtquark 10 % F.i.Tr.	Bech. 100g	-	4	-	M
Fruchtquark 40 % F.i.Tr.	Bech. 100g	-	5	-	M
Käse Viertelfettstufe: 10- 15% F. i. Tr.	Port. 30g	-	1	-	M
Käse Halbfettstufe: 20–25% F. i. Tr.	Port. 30g	-	2	-	M
Käse Dreiviertelfettstufe: 30-35% F. i. Tr.	Port. 30g	-	3	-	M
Käse Vollfettstufe: 45-50% F. i. Tr.	Port. 30g	-	4	-	M
Käse Doppelrahmstufe: 60-85% F. i. Tr.	Port. 30g	-	5	-	M
Zaziki	Port. 150g	-	4	-	M

Fl Fleisch/Wurst	Menge	rot	gelb	grün	Gruppe
Kotelett, Schnitzel (paniert/gebraten)	Stk. 150g	-	12	-	Fl
Steak, Schnitzel (natur)	Stk. 150g	-	9	-	Fl
Braten, Scheibe	150g	-	8	-	Fl

	Menge	rot	gelb	grün	Gruppe
Gulasch, Ragout	Ts. 150g	-	6	-	FI
Brat-, Curry-, Bockwurst	Stk. 150g	-	16	-	FI
Frikadelle, Klops	Stk. 125g	-	12	-	FI
Eisbein, Haxe	Port. 150g	-	12	-	FI
Brathähnchen	Port. 150g	-	11	-	FI
Leber, Herz, Niere	Port. 150g	-	7	-	FI
Hackfleisch, Mett (Schwein, Rind)	Port. 150g	-	14	-	FI
Hackfleisch mager (Tatar, Putenhack)	Port. 150g	-	7	-	FI
Puten-/Hähnchenbrust	Port. 150g	-	6	-	FI
Bauchfleisch, Speck durchwachsen, Scheibe	30g	-	4	-	FI
Fettarme Wurst, (z.b. Geflügelwurst,Lachsschinken, Corned beef, fettreduzierte Produkte)	je Sch. Brot 30g	-	2	-	FI
Fettreiche Wurst, Aufstrich (z.b.Salami, Leberwurst,Teewurst)	je Sch. Brot 30g	-	4	-	FI
Feinkostsalate mit Mayonnaise	Port. 50g	-	6	-	FI

FI Fisch	Menge	rot	gelb	grün	Gruppe
Fisch (gekocht, gedünstet)	Stk. 150g	-	6	-	FI
Fisch (gebraten), Fischstäbchen	Port. 150g	-	12	-	FI
Fisch (geräuchert) (Forelle, Makrele,..)	Stk. 150g	-	12	-	FI
Fischkonserve	EL 30g	-	2	-	FI
Krustentiere	Port. 100g	-	2	-	FI

FI Eier / Fleischersatz (Soja)	Menge	rot	gelb	grün	Gruppe
Ei	Stk. 60g	-	3	-	FI
Vegetarischer Fleischersatz Sojazubereitung	100g	-	6	-	FI
Tofu (Sojaquark)	Kl. Schale 100g	-	3	-	FI

F Fette/Öle	Menge	rot	gelb	grün	Gruppe
Butter dünn gestr.	5g	2	-	-	F
Margarine dünn gestr.	5g	2	-	-	F
Halbfettmargarine dünn gestr.	5g	1	-	-	F
Speiseöl	EL 15g	5	-	-	F

E Soßen/Dressings	Menge	rot	gelb	grün	Gruppe
Salatdressing	EL 20g	2	-	-	E
Bechamel-, Grundsoße (weiß)	EL 20g	1	-	-	E
Bratensoße	EL 20g	1	-	-	E
Tomaten- Gemüsesoße	EL 20g	-	-	1	G
Käse-/Sahnesoße Sauce Hollandaise	EL 20g	3	-	-	E
Ketchup, Senf, Sojasoße (2EL)	EL 20g	-	-	1	E
Mayonnaise, Remoulade	EL 20g	6	-	-	E

E Kuchen, Süßwaren, Snacks	Menge	rot	gelb	grün	Gruppe
Obstkuchen	Stk. 100g	3	-	7	E
Trockenkuchen	Stk. 100g	5	-	10	E
Sahne-, Cremetorte	Stk. 125g	9	-	7	E
Schlagsahne	EL 15g	2	-	-	E
Eiscreme Kugel	40g	3	-	-	E
Fruchtwassereis. z.B. Capri	Stk. 75g	-	-	2	E
Pudding	Ts. 150g	2	-	4	E
Kekse	Stk. 15g	3	-	-	E
Schokolade, Praline Riegel/	Stk. 20g	4	-	-	E
Schokokuß	Stk. 20g	1	-	2	E
Schokoriegel (Mars, Snickers, etc.)	Stk. 55g	11	-	-	E
Nüsse	EL 25g	6	-	-	E
Gummibärchen	10 Stk.	-	-	3	E
Bonbon/ Lakritz	2 Stk.	-	-	1	E
Salziges Laugengebäck (z.B. Salzstangen), Popcorn	50g	-	-	6	E
Fettreiche Knabbereien (Kartoffelchips, usw.)	50g	7	-	4	E
Marmelade, Gelee	TL 15g	-	-	2	E
Honig	TL 15g	-	-	2	E
Nußnougatcreme / Erdnußcreme	TL 15g	3	-		E
Zucker	TL 5g	-	-	1	E

Fertiggerichte	Menge	rot	gelb	grün	Gruppe
Kartoffelsalat mit Mayonnaise	Port. 200g	5	-	5	F/BG
Klöße, Knödel	Stk. 90g	-	-	4	BG
Pommes Frites	Port. 150g	5	-	8	F/BG
Bratkartoffeln	Port. 150g	5	-	6	F/BG
Kartoffelpuffer	Port. 150g	5	-	6	F/BG
Vegetar. Bratling (z.B. Grünkern)	Port. 150g	4	-	5	F/BG
Pfannkuchen, Eierkuchen F/FL/BG	Port. 200g	3	7	5	
Pizza	Stk. 150g	3	5	10	F/M/BG
Spaghetti Bolognese, Ravioli	Port. 250g	3	5	10	F/Fl/BG
Tiefkühl-Fertiggerichte, Nasi Goreng	Port. 250g	2	5	10	F/Fl/BG
Hamburger, Cheeseburger, Croque	Stk. 150g	2	10	5	F/Fl/BG
Hühnerfrikassee, Königsberger Klopse	Port. 150g	-	9	-	Fl
Schlemmerfilet	Stk. 150g	-	11	-	Fl

Suppen	Menge	rot	gelb	grün	Gruppe
Klare Suppe, Gemüsebrühe	Teller 250g	-	-	1	G
Gemüsesuppe	Teller 250g	-	-	2	G
Cremesuppe, gebundene Suppe	Teller 250g	2	-	2	F/G
Suppen- Eintopf	Teller 250g	2	4	4	F/Fl/G
Gulaschsuppe	Teller 250g	3	8	-	F/Fl

Getränke	Menge	rot	gelb	grün	Gruppe
Mineralwasser	Glas 0,2 l	-	-	-	
Fruchtsaft	Glas 0,2 l	-	-	4	O
Limonade/ Cola	Glas 0,2 l	-	-	3	E
Diätlimonade ('light')	Glas 0,2 l	-	-	-	
Gemüsesaft	Glas 0,2 l	-	-	1	G
Kaffee, Tee, ungesüßt	Ts. 0,2l	-	-	-	
Kakao	Ts. 0,2l	-	8	-	M

Alkoholische Getränke	Menge	rot	gelb	grün	Gruppe
Bier	Glas 0,3l	5	-	-	E
Wein, Sekt	Glas 0,2 l	6	-	-	E
Spirituosen	Schnaps-glas 2 cl	2	-	-	E
Likör, Apfelkorn	Schnaps-glas 2 cl	2	-	-	E

Nahrungsergänzung, Mahlzeitenersatz	Menge	rot	gelb	grün	Gruppe
Formula-Diät	2 EL 20 g		1	2	M, BG

Ihre Meinung ist uns wichtig

Sagen Sie uns, der Redaktion des Verlages, wie Ihnen dieses Buch gefällt, was Sie gut finden, und wo es Verbesserungen geben könnte!

Vielen Dank!

Absender:

Wie hat Ihnen dieses Buch gefallen? Und warum? Was fanden Sie gut, was verbesserungswürdig? Der Verlag freut sich über jede Zuschrift!

Ich finde das Buch „Abnehmen ab 50" sehr gut, weil

_____

_____

Folgendes müsste an dem Buch noch verbessert werden:

_____

_____

GOVI-VERLAG
Pharmazeutischer Verlag GmbH
Bereich Publikumsmedien
Carl-Mannich-Strasse 26

65760 Eschborn

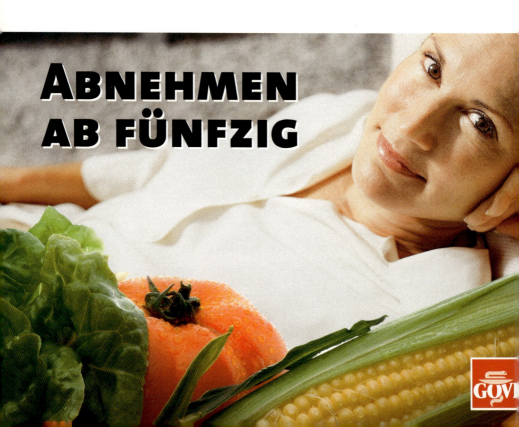

ABNEHMEN AB FÜNFZIG